ENERGIA E SAÚDE

DO-IN, FITOTERAPIA E OUTRAS PRÁTICAS ALTERNATIVAS

Antônio J. F. De Andrade
Médico Sanitarista – Homeopatia

Energia e Saúde

Do-In,
Fitoterapia
E Outras Práticas Alternativas

Santa Catarina
4ª Edição - 2019

Copyright - 1994, *ANTONIO J. F. DE ANDRADE*

Direitos desta edição do Autor

Ilustração da capa: Mauri Ladeira Fernandes
Ilustrações internas do autor
Diagramação e Capa: do Autor
Revisão: Maria Tereza de Queiroz Piacentini
Impressão:

ISBN: 978-85-7893-264-0

ANDRADE, ANTONIO J. F. DE

Energia e Saúde
DO-IN, Fitoterapia e Outras Práticas Alternativas

153 páginas   2019
1. DO-IN 2. TERAPIAS ALTERNATIVAS
3. MEDICINA ALTERNATIVA

4ª Edição
Novembro 2019

Qualquer parte do conteúdo deste livro poderá ser utilizada ou reproduzida em qualquer meio ou forma, seja ele impresso, digital, áudio ou visual desde que em benefício da disseminação deste conhecimento e de ajuda às pessoas.

ALERTA

Este volume se propõe a auxiliar todas as pessoas que se interessam em cuidar de sua saúde através das práticas mais simples e, principalmente, de forma preventiva. O objetivo é oferecer, de modo simplificado, práticas que possam ser utilizadas pelo próprio indivíduo logo no início de qualquer sintoma, para evitar a sua agravação. Não substitui nem se propõe substituir o atendimento médico quando indicado e necessário.

"Assim não se deve também curar o corpo sem curar a alma; e essa é a razão por que a cura de tantas enfermidades é desconhecida dos médicos de Helas, por que ignoram o todo que também deve ser estudado. Este é o grande erro dos nossos dias, pois separam a alma do corpo."

PLATÃO
(427 - 347 a.C.)

AGRADECIMENTO

Uma referência especial a Marina Ferreira de Andrade, por todo o incentivo, colaboração ativa e apoio no decorrer da elaboração deste livro.

Para meus amores

Daniele

Janini, Franciri, Yasmini, Tiffany e Thor
Vitor, Julia, Letícia Noah e Valentim.

TERCEIRA PARTE

- OS MAPAS DOS MERIDIANOS DO DO-IN

INTRODUÇÃO

O corpo humano é um maravilhoso teclado, e aprender a tocá-lo vai lhe dar o domínio necessário para executar a harmoniosa sinfonia da vida. A magnífica sabedoria oriental começou, há mais de cinco milênios, com o seu pensamento intuitivo e consciência integrativa, a identificar os pontos e as linhas (meridianos) de circulação de energia no corpo, aperfeiçoando progressivamente técnicas que foram incorporadas ao seu sistema de vida e às suas práticas terapêuticas. Assim se originaram a Acupuntura, o DO-IN, o Shiatsu, a Moxabustão, além de outras técnicas.

O ocidente, com o advento do terceiro milênio e da era de aquário, começou há três décadas o seu processo de amadurecimento para a passagem de uma civilização *Yang*, agressiva, dominadora, exploradora, tecnológica e materialista, a uma civilização *Yin*, mais intuitiva, integrativa, com uma visão ecológica e a valorização do ser humano como o centro e objetivo do desenvolvimento. E, neste processo, naturalmente o reaparecimento do princípio integrativo traz no seu bojo a assimilação do conhecimento e filosofia orientais que se fundamentam nestas bases. Esta fase é o outro lado da moeda, no ritmo da alternância permanente do ciclo eterno das mutações.

A medicina da energia é, sem nenhuma dúvida, a medicina do terceiro milênio, e esta assimilação, inicialmente tímida, vai aos poucos se consolidando, com o domínio progressivo das práticas vitalistas, que são todas as técnicas que atuam sobre a energia vital no sentido de mantê-la em harmonia ou recuperar seu equilíbrio.

É com este propósito que apresento, de uma maneira simplificada e de forma objetiva, as informações sobre o DO-IN e outras práticas alternativas. Busco facilitar o acesso de todas as pessoas a este conhecimento para que possam usá-lo efetivamente em seu próprio benefício e das pessoas que o cercam. Proponho, enfim, difundir e disseminar esta outra forma de cuidar da saúde.

PRIMEIRA PARTE

DO-IN
FITOTERAPIA
PREPARAÇÃO DOS CHÁS
AÇÃO MENTAL
EXERCÍCIOS GERAIS
PARA MANTER A SAÚDE

DO - IN

TUDO É ENERGIA

Tudo o que existe é energia. O Universo todo é energia. Esta energia é polarizada em duas forças básicas: o *Yang* ou positivo e o *Yin* ou negativo. A alternância destas duas forças e a manutenção da proporcionalidade adequada a cada órgão ou região do corpo é a busca do equilíbrio dinâmico no ativo processo da vida.

A ENERGIA E OS MERIDIANOS

A medicina oriental, particularmente a medicina chinesa, fundamenta a sua filosofia e conhecimento no princípio vitalista. É a energia, denominada *CHI*, que circulando em todo corpo vivo fornece e mantém o princípio vital. Esta energia percorre o corpo humano através dos meridianos, que são linhas de circulação de energia. Neste livro vou me limitar a trabalhar com os meridianos básicos, que são em número de 14, sendo 12 meridianos pares, bilaterais e simétricos. Os outros 2 são ímpares, percorrendo a linha média do corpo, um pela região anterior e o outro pela região posterior.

A PRÁTICA DO DO-IN

DO-IN significa "o caminho interior" ou "o caminho de casa", no sentido de que o corpo é a morada do espírito, a morada da alma. A prática da massagem e dos exercícios diários do DO-IN proporciona um maior equilíbrio interior, possibilitando a integração do Ser Humano, enquanto Microcosmo, à harmonia do Universo, o Macrocosmo.

O DO-IN é uma prática simples. Baseia-se na pressão digital dos pontos localizados ao longo dos meridianos, podendo ser feita pelo próprio indivíduo.

Esta automassagem tem uma ação preventiva, pelo fato de que, ao identificar-se um ponto dolorido e ao massageá-lo, libera-se o fluxo da energia bloqueada, evitando sintomas físicos que mais tarde se manifestariam.

Quando há um bloqueio na circulação é gerado um excesso ou uma deficiência de energia. A massagem dos pontos de DO-IN visa normalizar o fluxo do *CHI* através dos meridianos, devendo-se, nos casos de deficiência, tonificá-los pela pressão intermitente ou pelo martelamento com a ponta do dedo médio ou indicador. Os excessos de energia deverão ser corrigidos pela pressão contínua para promover a sua dispersão ou sedação.

Geralmente, para o leigo é difícil determinar quando deve ser feita uma sedação e quando está indicada a tonificação. Portanto, a maneira mais prática é fazer a massagem de forma circular sobre o ponto, obedecendo ao sentido horário, com uma pressão média e por cerca de 2 a 3 minutos. A localização dos pontos deverá ser feita com a orientação do Mapa do DO-IN, que os identifica com precisão. Normalmente, o ponto pode apresentar uma pequena sensibilidade dolorosa, mas quando há um congestionamento de energia pode tornar-se realmente dolorido.

O DO-IN não apresenta contra-indicações formais, mas no caso de gestantes deve ser evitada a massagem dos pontos sobre o abdome, o ponto 4 do meridiano do intestino grosso (IG4) e o ponto 6 do meridiano do baço-pâncreas (BP6).

FITOTERAPIA

O uso de ervas medicinais constitui, seguramente, o mais antigo método terapêutico do ser humano. Desde a antiguidade, povos como os chineses, egípcios, romanos, gregos, hindus e os nossos indígenas recorriam ao uso das plantas para recuperar o equilíbrio de um organismo adoecido.

O advento recente da indústria farmacêutica, com o emprego dos medicamentos químicos, o processo de urbanização acelerado e o ritmo de vida do mundo moderno levaram a uma diminuição acentuada do cultivo e uso, bem como à perda de conhecimento das plantas medicinais por um determinado período de tempo.

Presencia-se agora uma revalorização desta prática, acompanhada de estudos e pesquisas com o objetivo de isolar e identificar os seus princípios ativos e mecanismos de ação. Várias universidades brasileiras vêm promovendo esses estudos de forma sistematizada, o que deverá assegurar ainda mais a fundamentação científica da Fitoterapia.

É importante registrar que a Fitoterapia é uma prática terapêutica reconhecida pela OMS (Organização Mundial de Saúde) e tem a sua implantação no serviço público, no Brasil, via Sistema Único de Saúde - SUS recomendada pelo Ministério da Saúde através da Portaria 04/88/CIPLAN - Coordenação Interministerial de Planejamento.

A flora brasileira é particularmente rica e fonte abundante de plantas para fins terapêuticos, sendo que cada região desenvolveu naturalmente o seu uso guiada pela tradição oral, experimentação prática e intuição.

PREPARAÇÃO DOS CHÁS

INFUSÃO

De uso geral para as folhas ou flores. Verter a água fervendo sobre a planta, mantendo o recipiente fechado. Retirar a planta antes que a água esfrie, para evitar que ela absorva novamente os princípios ativos do chá.

DECOCÇÃO

De uso geral para folhas verdes ou raízes. Pode ser leve ou branda, de acordo com o tempo de fervura para fazer o cozimento da planta. Da mesma forma que na infusão, retirá-la antes que o chá esfrie.

Na preparação dos chás, usa-se de maneira geral entre 10 a 15 gramas do produto para cada litro de água. Pode-se tomar de 3 a

5 xícaras por dia. Neste livro são indicados, normalmente, vários chás para cada caso, que podem ser usados de forma isolada ou alternadamente. Em alguns casos, há a orientação para se fazer a associação.

A grande maioria dos chás aqui indicados pode ser encontrada em herbários, farmácias homeopáticas e lojas ou casas de produtos naturais. O ideal, quando possível, é cultivar em casa aqueles de uso mais freqüente, utilizando como adubo o estrume animal previamente fermentado. Para armazenar as folhas, deixe-as secar e guarde-as em sacos plásticos.

TRATAMENTO PELO LIMÃO

Usar de preferência limões galegos pequenos e maduros. Preparar na hora de usá-los e tomar puro, sem açúcar e em jejum. Evitar qualquer alimento até uma hora após tomar o limão. O tratamento tem 20 dias de duração

1°. dia - 1 limão	11°. dia - 9 limões
2°. dia - 2 limões	12°. dia - 8 limões
3°. dia - 3 limões	13°. dia - 7 limões
4° . dia - 4 limões	14°. dia - 6 limões
5°. dia - 5 limões	15°. dia - 5 limões
6°. dia - 6 limões	16°. dia - 4 limões
7°. dia - 7 limões	17°. dia - 3 limões
8°. dia - 8 limões	18°. dia - 2 limões
9°. dia - 9 limões	19°. dia - 1 limão
10°. dia -10 limões	20°. dia - 1 limão

Nos processos crônicos, recomenda-se repetir o tratamento após quatro meses, iniciando com dois limões, indo até vinte e retornando a dois.

Este tratamento tem indicação em diversas afecções, que serão apresentadas no decorrer do livro.

AÇAO MENTAL

Tudo no Universo é energia. A natureza toda é energia, manifesta na sua multiplicidade de formas e individualizada em cada nível particular de freqüência vibratória. Desde a matéria no seu padrão mais grosseiro até a mais sutil essência da alma, cada unidade se diferencia da outra devido à freqüência vibratória que apresenta. Assim o ser humano, parte integrante deste Universo, é energia.

A energia básica do Universo é polarizada no *Yang* e no *Yin*, ou polaridade positiva e polaridade negativa, de acordo com o princípio básico da dualidade que rege toda a manifestação da natureza. O dia e a noite, o quente e o frio, o claro e o escuro, o seco e o úmido, a contração e a expansão, a sístole e a diástole, e expiração e a inspiração são polaridades opostas e complementares. Manifestações de uma mesma energia, que ao atingir a plenitude de uma polaridade se transforma na outra, cumprindo o ciclo eterno das mutações.

Dentro do princípio da dualidade, matéria e espírito, corpo e alma funcionam de maneira integrada, interagindo para formar a individualidade do Ser Humano.

MECANISMO MENTAL

A mente humana, como atributo da alma e de acordo com este mesmo princípio, se manifesta na sua dualidade: CONSCIENTE e SUBCONSCIENTE.

A Parapsicologia - a Ciência do Terceiro Milênio, ao aprofundar estudos na busca de explicações racionais e naturais para a Percepção Extra-Sensorial - PES e outros fenômenos paranormais, vai encontrar no centro de cada situação um Ser Humano, e como causa deste fenômeno a sua ação mental. Estabelece, então, como objetivo do seu estudo o SER HUMANO e como objeto de suas pesquisas a MENTE HUMANA.

O CONSCIENTE

A *função* consciente está diretamente relacionada à atenção. Só se tem consciência daquilo em que se focaliza a atenção. Pode-se estar consciente de uma forma OBJETIVA, quando se está utilizando um dos cinco sentidos, ou seja, quando se tem consciência do mundo exterior, daquilo que está acontecendo fora de si mesmo.

Pode-se também estar consciente, mas de uma maneira SUBJETIVA, quando se está trabalhando com os processos mentais como imaginação, raciocínio ou memória. O indivíduo está desperto, de olhos fixos em algum ponto, mas não tem consciência do que está ocorrendo fora de si mesmo. Está imerso em seus devaneios, voando com sua imaginação, se deliciando com suas recordações ou ativo em seu raciocínio. Está, porém, plenamente consciente daquilo que pensa, imagina ou recorda.

É neste nível que o Ser Humano é RACIONAL. É aqui que se orienta, analisa, avalia, compara, racionaliza e, por fim, decide. É neste plano que exerce o poder da vontade e que controla também todos os atos voluntários.

Mas será que o Ser Humano é efetivamente livre? Em que circunstâncias exerce de maneira soberana o seu livre-arbítrio? Ele só o faz quando pode seguramente dizer: eu SEI (tenho consciência plena do que está acontecendo aqui e agora); eu POSSO (tenho condições de escolher e fazer desta ou daquela maneira); e eu QUERO (exerço o poder da vontade ao agir).

Na grande maioria das situações vivenciadas, a liberdade do Ser Humano se limita a optar entre os seus impulsos e desejos profundos, isto é, a responder às suas programações subconscientes.

O que de fato acontece na vida do Ser Humano, em sua conduta diária, é a ação condicionada, é a resposta automática do subconsciente aos estímulos, levando muitas vezes a questionamentos do tipo: "Eu não precisava responder daquela forma. Por que será que eu fiz isto?" Ou o famoso "Desculpe, foi sem querer". E, efetivamente, foi. Não foi uma ação consciente.

O SUBCONSCIENTE

O subconsciente, também de acordo com o princípio da dualidade, se apresenta em dois níveis. O primeiro nível, que a Parapsicologia denomina SERVOMECANISMO, ou seja, a máquina de servir, corresponde na psicologia junguiana ao inconsciente individual; e o segundo nível, o EU CÓSMICO, é a porção divina do Ser Humano, a sua ligação com a Mente Universal, Mente Cósmica ou Deus, conforme a filosofia ou a religião que o analise. Na psicologia junguiana corresponderia ao inconsciente coletivo.

A Parapsicologia, pela necessidade de respostas rápidas e objetivas para os fenômenos que analisa, se ocupa do aspecto prático e funcional da mente humana, aprofundando estudos do subconsciente no seu primeiro nível, o servomecanismo.

Este nível do subconsciente funciona precisamente como um computador, à base de PROGRAMAÇÃO. Assimila as informações, registra os dados de forma padronizada e produz as respostas de maneira automática. O subconsciente depois de programado reage automaticamente, independente da vontade e do consciente. Executa a ordem sem questionar se está certo ou errado, ou se os resultados serão bons ou ruins. Há programações culturais e programações genéticas que o indivíduo já recebe como registros e há também as programações adquiridas, que começam a ser incorporadas a partir da fecundação. Durante o período da gestação são armazenadas programações profundas e pelo resto da vida o Ser Humano vai assimilando informações e automatizando reações no nível do subconsciente, que condicionarão formas de agir e reagir na sua interação (inter-ação) e inteiração com o meio ambiente, com outros indivíduos e com o Universo.

REPROGRAMAÇÃO

Se o subconsciente funciona à base da PROGRAMAÇÃO MENTAL, naturalmente então pode ser REPROGRAMADO, ou em outras palavras, podem ser alterados os registros que provocam reações indesejáveis no organismo e no comportamento do indivíduo.

A reprogramação do subconsciente pode ser feita de três maneiras: pela COMPREENSÃO, pela IMAGINAÇÃO e pela REPETIÇÃO.

Pela compreensão do mecanismo de funcionamento da mente, que padroniza e armazena a informação reagindo automaticamente, e pela compreensão do fato que gerou aquele condicionamento, o indivíduo racionaliza, entende e conscientemente assume o comando da situação, deixando de simplesmente reagir, ou seja, ALTERANDO a programação mental.

A imaginação é o poder criativo do Universo e aquilo que se cria na mente se torna realidade. Nada existe como obra do Ser Humano que não tenha sido criado primeiramente sob a forma de impulso, idéia, pensamento ou imaginação da mente humana. Para o subconsciente, o que se imagina tem o mesmo valor daquilo que se vivencia de fato. Pesquisas recentes com o PET (Tomografia por Emissão de Pósitrons) mostram que as imagens tomadas do cérebro quando a pessoa está imaginando, recordando ou visualizando um objeto são semelhantes.

A repetição é a técnica mais utilizada para programar e reprogramar o subconsciente. É pelo treino que se automatiza a maioria dos procedimentos, desde o ato de escrever, datilografar, tocar um instrumento, dirigir um veículo ou simplesmente caminhar. É a repetição de gesto que programa no subconsciente o trabalho que cada músculo vai realizar e com que intensidade vai se contrair ou se distender. Da mesma maneira, a repetição de atos, palavras ou frases vai ser registrada no subconsciente e automatizada como forma de agir ou reagir.

A ATITUDE MENTAL

O Ser Humano, por desconhecer o potencial de sua mente, vem fazendo mal uso desta formidável força que está à sua disposição. A atitude mental positiva estabelece uma relação de harmonia do indivíduo consigo mesmo, com as pessoas que o cercam e com o Universo.

A atitude mental negativa gera uma desarmonia que desequilibra o ambiente. É difícil se aproximar das pessoas negativas sem que se sinta um mal-estar, um desconforto. Estão "de mal" com o mundo, reclamando sempre. Vivenciam a realidade negativa criada em sua mente, levando-as a ter idéias de perseguição, de que são acometidas por doenças ou a convicção de que a vida lhes é adversa.

Com toda a probabilidade é o indivíduo tenso, ansioso ou angustiado que vai desenvolver uma gastrite, uma úlcera ou qualquer outra forma de somatização, e não o indivíduo calmo e tranqüilo. Da mesma maneira é a pessoa que sente rancor, inveja, ódio ou mágoa que tem maiores chances de desencadear uma doença crônico-degenerativa.

A atitude mental positiva e a determinação de objetivos de vida são decisivas tanto na prevenção da doença quanto na sua cura, como comprovou o Dr. Carl Simonton em 1975, nos Estados Unidos, no trabalho em que acompanhou 152 casos de pacientes com câncer e constatou que a evolução positiva e mesmo a cura estavam associadas, numa proporção direta, com a atitude mental destes indivíduos na sua relação com a vida.

No meu próximo livro: **Um Novo Olhar** – *Um guia prático para Autoconhecimento, Autoconfiança e Liberdade Pessoal,* farei uma abordagem ampla e profunda sobre este tema.

EXERCÍCIOS GERAIS
PARA MANTER A SAÚDE

Estes exercícios tendem a proporcionar um equilíbrio geral da energia no organismo e, embora não tenham muitas vezes uma indicação específica, são importantes para a manutenção da saúde e prevenção das doenças.

Não há nesta apresentação uma ordem ou seqüência a ser seguida, mas uma série de exercícios que podem ser feitos independentemente, nos momentos mais favoráveis ou em que se possa dispensar um tempo para a sua prática. Para alguns destes exercícios, e quando for o caso, há a indicação do momento ideal para serem realizados, o que não contra-indica praticá-los em outros horários.

1 - POSTURA DA HARMONIZAÇÃO

Em pé, de preferência voltado para o sol nascente, junte os pés e com as mãos postas (as palmas unidas junto ao peito), mantenha os olhos fixos em algum ponto acima da linha do horizonte. Inspire lenta e profundamente. Mantenha o ar nos pulmões por alguns segundos e expire lentamente. Mantenha-se nesta posição de três a cinco minutos. Procure criar uma imagem mental de harmonia e equilíbrio, mentalizando uma palavra, como por exemplo: PAZ, HARMONIA, SAÚDE, FELICIDADE. Pode visualizar também uma imagem que lhe traga tranqüilidade e harmonia como um alvorecer, as ondas do mar quebrando na praia, uma gaivota na leveza do seu vôo, ou repetir frases para uma programação mental positiva.

2 - PARA AUMENTAR O SEU CAMPO ELETROMAGNÉTICO

Em pé, voltado para o sol nascente, eleve os braços em gancho e mantenha-os nesta posição por vinte a trinta segundos, até iniciar a dormência. Feche os olhos. Respire profundamente e expire devagar. A seguir cruze os braços mantendo por cinco a dez segundos a mão esquerda no ombro direito e a mão direita sobre o ombro esquerdo. Este exercício é importante para equilibrar e aumentar o seu campo energético. O ideal é praticá-lo de manhã ao levantar.

3 - A MASSAGEM DA PLANTA DOS PÉS

De acordo com a reflexologia, a planta dos pés tem projetados todos os órgãos do corpo (figs. 1 e 1A), e a massagem desta região vai estimular energeticamente o corpo inteiro. Pode-se observar que se há qualquer comprometimento de um determinado órgão, a área correspondente na planta do pé encontra-se dolorida. A massagem do ponto vai proporcionar recuperação ou o alívio dos sintomas do órgão afetado.

A massagem regular da planta dos pés tem uma ação preventiva, na medida em que ajuda a manter o equilíbrio geral do organismo.

Esta técnica pode ser aplicada ainda como auxiliar de diagnóstico, pela sensibilidade da área pode-se identificar o órgão afetado.

4 - MASSAGEM DA ORELHA

A orelha representa a figura exata de um feto em posição invertida, como mostra a figura 2. A massagem geral da orelha produz uma estimulação de todo o corpo. As áreas mais sensíveis ou doloridas podem indicar alguma alteração no órgão correspondente, e devem ser massageadas por mais tempo.

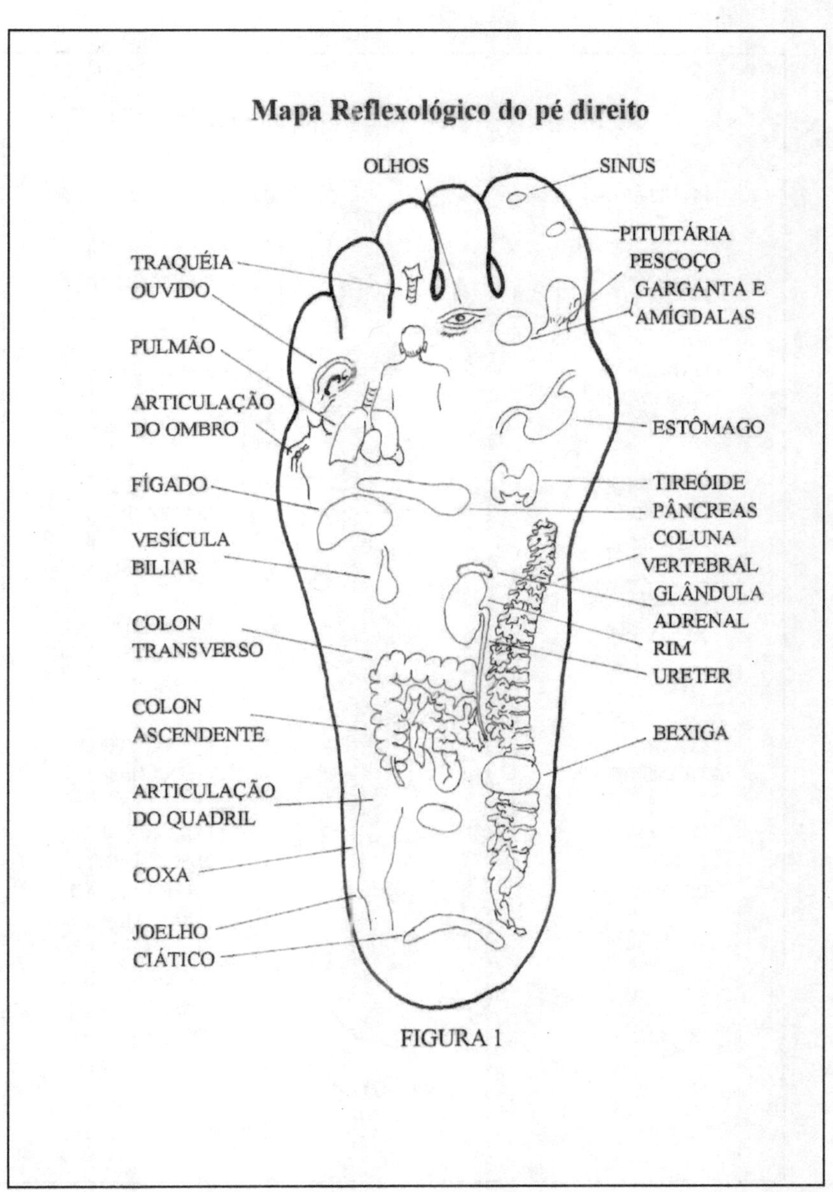

Mapa Reflexológico do pé direito
OLHOS
SINUS
PITUITÁRIA
PESCOÇO
GARGANTA E
AMÍGDALAS
TRAQUÉIA
OUVIDO
PULMÃO
ARTICULAÇÃO
DO OMBRO
ESTÔMAGO
TIREÓIDE
PÂNCREAS
COLUNA
VERTEBRAL
GLÂNDULA
ADRENAL
RIM
URETER
FÍGADO
VESÍCULA
BILIAR
COLON
TRANSVERSO
COLON
ASCENDENTE
BEXIGA
ARTICULAÇÃO
DO QUADRIL
COXA
JOELHO
CIÁTICO
FIGURA 1

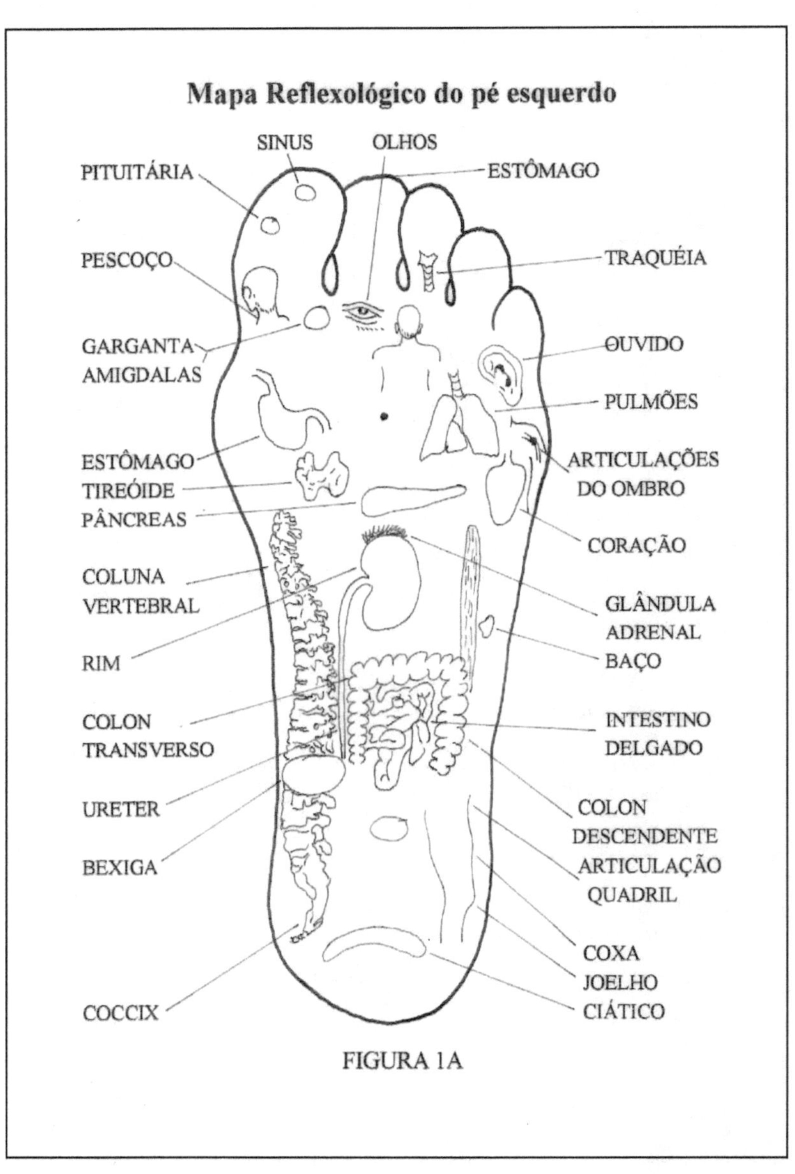

Mapa Reflexológico do pé esquerdo
SINUS
OLHOS
PITUITÁRIA
ESTÔMAGO
PESCOÇO
TRAQUÉIA
GARGANTA
AMIGDALAS
OUVIDO
PULMÕES
ESTÔMAGO
TIREÓIDE
PÂNCREAS
ARTICULAÇÕES
DO OMBRO
CORAÇÃO
COLUNA
VERTEBRAL
GLÂNDULA
ADRENAL
RIM
BAÇO
COLON
TRANSVERSO
INTESTINO
DELGADO
URETER
COLON
DESCENDENTE
BEXIGA
ARTICULAÇÃO
QUADRIL
COXA
JOELHO
COCCIX
CIÁTICO
FIGURA 1A

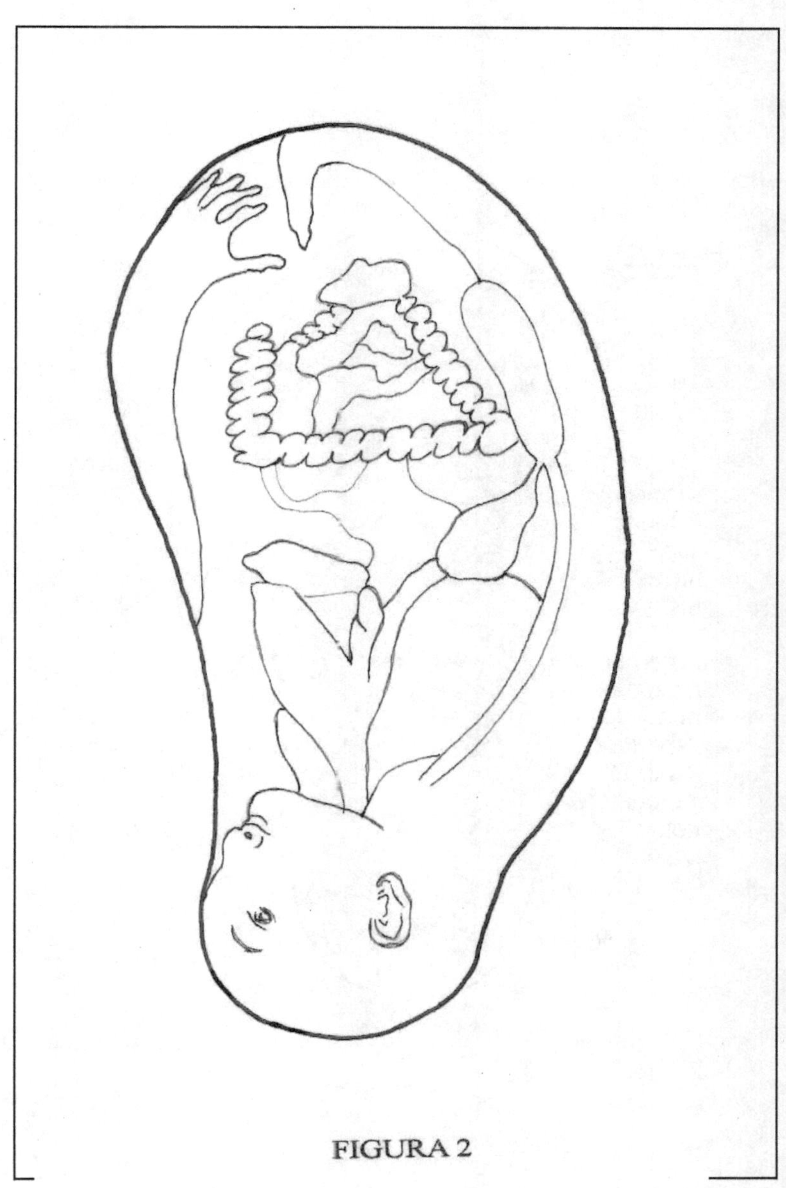

FIGURA 2

TORNOZELO
AMIGDALA
JOELHO
ÚTERO
PUNHO
ASMA
CIÁTICO
COTOVELO
ABDOME
NÁDEGA
BEXIGA
RIM
IINTESTINO
GROSSO
OMBRO
INTESTINO
DELGADO
DUODENO
ESTÔMAGO
FÍGADO
TRAQUÉIA
CORAÇÃO
ASMA
ARTICULAÇÃO
DO OMBRO
CLAVÍCULA
AMIGDALA
LÍNGUA
OLHO
AMIGDALA
SACRAL LOMBAR DORSAL CERVICAL

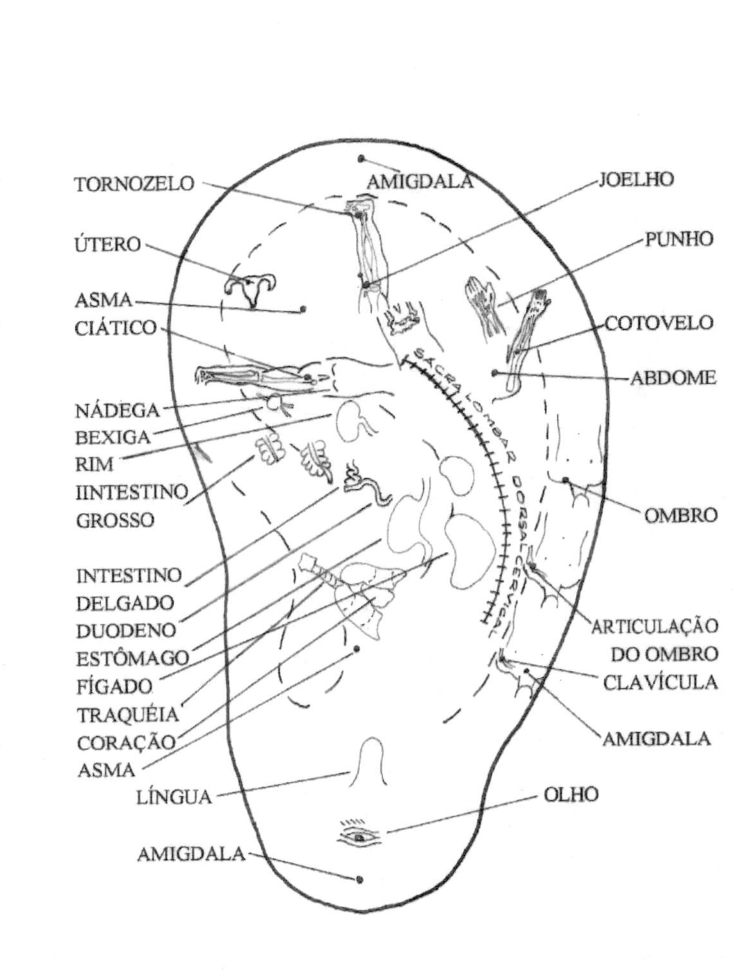

FIGURA 2A

5 - O CONTATO COM A TERRA

Andar descalço sobre a terra, principalmente nas primeiras horas da manhã, é importante para descarregar os excessos e proporcionar um melhor equilíbrio na circulação energética do organismo.

Para a criança o contato com a natureza, brincando com água, barro ou areia, a torna mais tranqüila.

6 - O BANHO ALTERNADO

A pele é um órgão de eliminação das toxinas resultantes do metabolismo corporal. Mantê-la sempre limpa e oxigenada é de grande importância para o bom funcionamento do organismo como um todo. O banho alternado ativa a circulação sangüínea e linfática, ao mesmo tempo em que atua sobre os meridianos de energia e pontos de DO-IN, promovendo a liberação do fluxo dessa energia.

Elimina o cansaço e o mal-estar. Tem resultados excepcionais nas gripes de repetição, asma, bronquite, alergias, reumatismo e outras doenças, na medida em que proporciona um equilíbrio geral ao organismo.

Pode-se usar o banho de imersão ou o chuveiro (ducha). A água quente deve estar a uma temperatura de 42°C e a água fria de 14 a 18°C.

Comece com o banho frio, alternando um minuto quente e um minuto frio, encerrando com o banho frio. A água fria gera íons positivos, e a água quente íons negativos.

O banho deve durar 15 minutos, sendo 8 banhos frios e 7 banhos quentes. Não use sabonete ou qualquer outro produto, não há necessidade.

7 - PROGRAMAÇÃO MENTAL

A atitude mental negativa forma programações que são registradas e armazenadas no subconsciente. Estes registros provocam as respostas automáticas do organismo, somatizando uma emoção, um sentimento ou pensamento. Por exemplo, o indivíduo que tem resistência a aceitar novas idéias, que tem grande apego às coisas velhas das quais não quer se desfazer, vai apresentar problemas no seu aparelho digestivo, que podem se manifestar por AFTAS (BOCA = ENTRADA), por INDIGESTÃO (ASSIMILAÇÃO) e por PRISÃO DE VENTRE (RETENÇÃO).

A atitude mental positiva tem efeito comprovado, tanto na prevenção da doença quanto na recuperação da saúde. A programação mental, com exercícios de relaxamento, técnicas de mentalização (imaginação) e repetição de frases que formam o condicionamento no nível do subconsciente, proporciona resultados notáveis nas respostas do organismo humano, reafirmando a interação CORPO-MENTE como uma unidade.

O exercício de relaxamento diminui o nível da atividade mental, tornando o indivíduo mais receptivo às sugestões conscientes mandadas ao subconsciente com o objetivo de fazer a programação ou reprogramação mental. Este exercício pode ser feito com o auxílio de fitas de áudio ou CD que orientam a sua realização.

O uso de frases, que se tornam verdadeiros mantras, deve atender às necessidades individuais e à criatividade de cada um. Como exemplo são apresentadas a seguir algumas sugestões.

GERAIS

- Sou forte e resistente, todo meu organismo funciona perfeitamente bem e me sinto cada vez melhor.
- Como CORPO-MENTE, eu faço parte da harmonia do Universo e nela estou integrado.
- A ordem e a harmonia do Universo comandam meu corpo e minha mente.

ESPECÍFICA

Cada afecção descrita a seguir será acompanhada por uma reprogramação mental correspondente.

PARA OUTRAS SITUAÇÕES

- Desapareçam definitivamente e em harmonia as causas e os sintomas desta "dor de cabeça, gastrite, alergia" (dizer o nome da doença).

A técnica é extremamente simples, de fácil execução e só existe uma maneira de comprovar sua eficácia: fazendo uso na prática do dia-a-dia.

Da mesma maneira que para aprender a tocar uma música ao violão há necessidade do treino repetido, até automatizar os movimentos (programar o subconsciente), a persistência nos exercícios assegurará resultados duradouros.

SEGUNDA PARTE

AS AFECÇÕES

E AS

PRÁTICAS TERAPÊUTICAS

ACNE

É a inflamação das glândulas sebáceas, principalmente da face e parte superior do tórax, provocando as conhecidas espinhas purulentas. Deve-se a distúrbios endócrinos e/ou digestivos.

CONDUTA

1 - Alimentação rica em vitaminas A e E, como a cenoura, germe de cereais, ervilha, couve-flor e frutas.

2 - CHÁS

Tanchagem, salsaparrilha, alface e agrião. O tratamento pelo limão.

3 - O banho alternado conforme orientação apresentada nos exercícios gerais.

4 - REPROGRAMAÇÃO MENTAL

Eu me amo e me aceito. Estou cada vez melhor.

5 - DO-IN

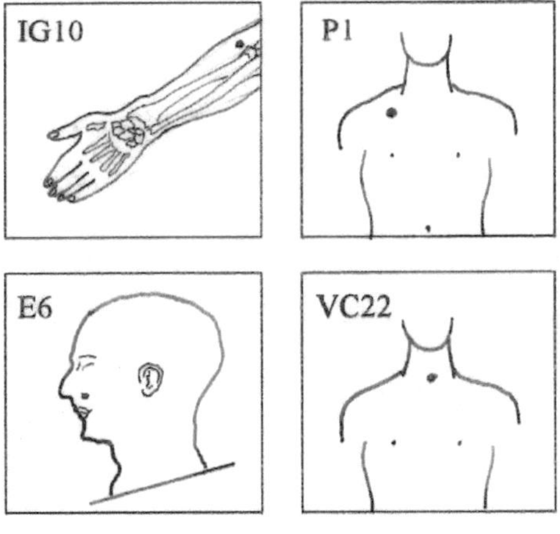

Outros Pontos:
P2, IG1, E3, BP21, B12, F8, B18, F14

AFTAS

São lesões da mucosa da boca, que podem se manifestar como ulcerações e manchas avermelhadas ou esbranquiçadas.

CONDUTA

1 - Fazer bochechos com chá de malva.

2 - Para prevenir a ocorrência de aftas é importante manter uma alimentação à base de legumes e cereais, que vão fornecer as vitaminas necessárias ao organismo.

3 - CHÁS

Banchá e cevada. Tomar o suco de um limão pela manhã e outro à tarde; pode diluir em água, em partes iguais, tomando como limonada.

4 - REPROGRAMAÇÃO MENTAL

Aceito bem todas as boas idéias. A sabedoria da vida me nutre e me revigora.

5 - DO-IN

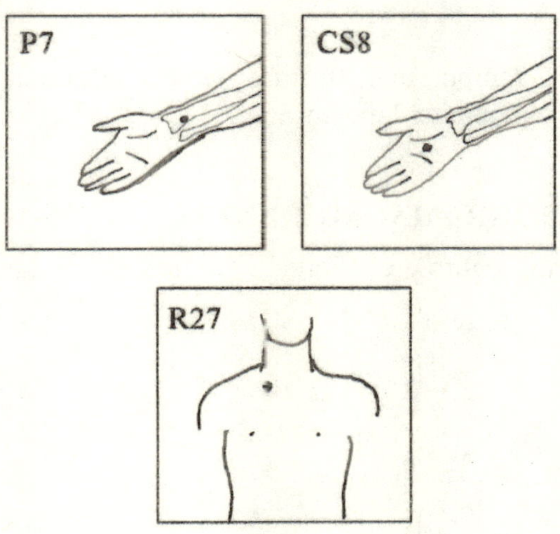

AMIGDALITE / FARINGITE

É uma inflamação aguda das amígdalas e/ou orofaringe, que pode ser provocada por vírus ou bactérias. Caracteriza-se por dor de garganta e tosse. Pode ainda provocar febre alta, dificuldade para engolir e falta de apetite.

CONDUTA

1 - Logo aos primeiros sinais ou sintomas (com sensação de que a garganta está arranhando), colocar em meio copo de água morna: uma colherinha de chá de sal e o suco de meio limão. Fazer gargarejos a cada 3 horas. Pode-se usar ainda o chá de malva para fazer o gargarejo, pois ambos têm um bom efeito antiinflamatório.

2 - Nos casos crônicos ou nas amigdalites de repetição, e particularmente nas amigdalites bacterianas, cujo principal agente é o Streptococcus, o tratamento homeopático é de grande eficácia. É recomendável o acompanhamento médico.

3 - CHÁS

Alfazema, cambuí, margaridinha, violeta, alfavaca. O suco de limão com mel também tem indicação.

4 - REPROGRAMAÇÃO MENTAL

Sou calmo, seguro e confiante. Falo livremente aquilo que eu sinto.

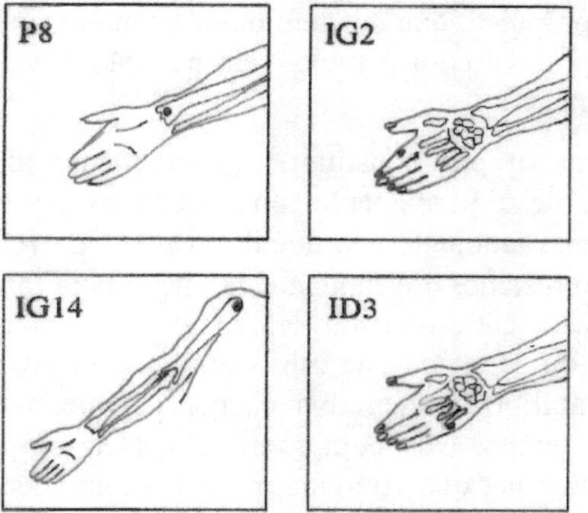

Outros Pontos:
P1, P2, P5, IG1,
IG2, E38, ID8

ANSIEDADE

É uma inquietação indefinida que poderia ser traduzida por uma pressa em se obter um resultado, pelo medo de que não dê certo. A ansiedade bem como a tensão e o estresse, num pequeno grau, são o moto-propulsor que mantém o Ser Humano em atividade e promove a troca ativa com o meio, seja na ação física, mental, afetiva ou emocional.

O Ser Humano, por constituir essencialmente um ser de relações, necessita deste permanente contato com as pessoas que o cercam, com o meio ambiente e o mundo, a partir da relação que estabelece consigo mesmo. E é fundamentalmente pela forma como mantém esta relação que vai gerar um maior ou menor grau de tensão, ansiedade ou estresse. Este estresse num grau mais elevado vai gerar um desequilíbrio no seu nível energético, que, mantido por um determinado tempo, vai comprometer o seu corpo físico, gerando sinais e sintomas que serão interpretados como doença.

CONDUTA

1 - Buscar através do autoconhecimento e do conhecimento das leis da natureza uma maior harmonização interior e uma relação de paz com o meio que o cerca e com a vida. A reprogramação mental e a definição de objetivos de vida são essenciais para se alcançar esta harmonia.

2 - EXERCÍCIO RESPIRATÓRIO

De preferência sentado ou deitado, procure uma posição em que possa relaxar o corpo. Se não for possível, pode permanecer em pé mesmo, buscando concentrar toda a atenção no ato de respirar:
- inspire lenta e profundamente (conte de 1 a 4);
- retenha o ar nos pulmões (conte de 1 a 4);
- expire lentamente (conte de 1 a 8).
* Repita este exercício sete vezes.

3 - CHÁS

Erva-cidreira, folha-de-laranjeira, arruda, alecrim.

4 - Ouvir música suave, pelo menos dez minutos todos os dias, diminui a excitação nervosa e leva a um relaxamento físico e mental.

5 - REPROGRAMAÇÃO MENTAL

Confio plenamente na vida e na minha capacidade de viver em harmonia.

6 - DO-IN

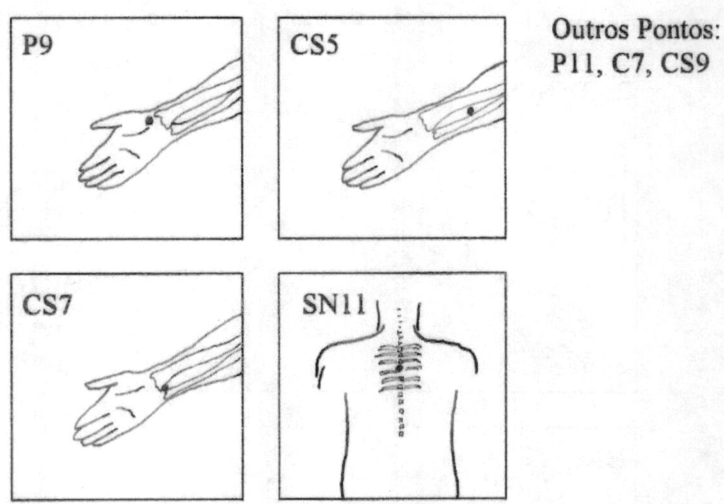

Outros Pontos:
P11, C7, CS9

APENDICITE

É a inflamação do apêndice, que se manifesta inicialmente como uma dor abdominal, muitas vezes indefinida, e que posteriormente se localiza no lado direito, tornando-se intensa e acompanhada de febre, náuseas, vômitos e prisão de ventre. Se não diagnosticada e tratada a tempo, freqüentemente necessitará de cirurgia.

CONDUTA

1 - REPROGRAMAÇÃO MENTAL
Confio plenamente na vida e na minha capacidade de viver em harmonia.

2 - DO-IN

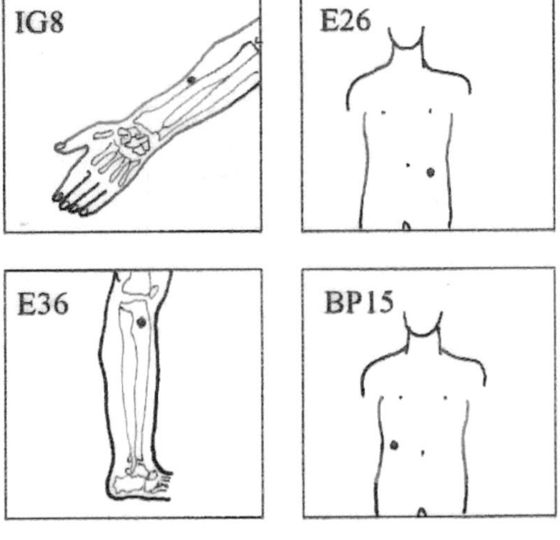

APETITE

A falta de apetite (anorexia ou inapetência) é uma preocupação constante das mães com relação aos filhos, principalmente na primeira infância. O que ocorre na maioria dos casos é que a criança não come aquilo que a mãe deseja e na hora que a mãe quer. Nestes casos, a criança não tem fome, pois quando sente fome ela procura ou solicita os alimentos de acordo com as suas necessidades ou preferências.

CONDUTA

1 - Evitar, a princípio, o uso de medicamentos, particularmente aqueles que possam interferir no sistema hormonal da criança, o que poderá acarretar sérias conseqüências a longo prazo.

2 - Oferecer os alimentos de que a criança mais gosta, sempre que possível, e criar hábitos alimentares naturais e saudáveis, em horários definidos, evitando os excessos, as guloseimas e produtos artificiais que só prejudicam o organismo, além de impedir que a criança tenha apetite no horário normal das refeições.

3 - REPROGRAMAÇÃO MENTAL
Sou calmo, seguro e confiante.

4 - DO-IN

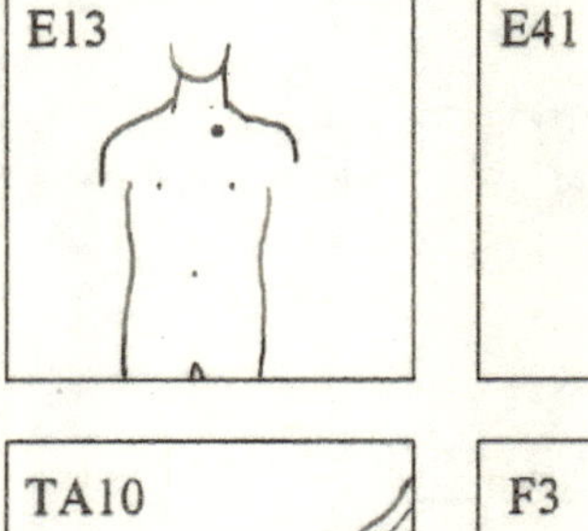

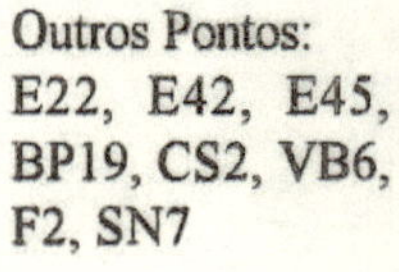

Outros Pontos:
E22, E42, E45,
BP19, CS2, VB6,
F2, SN7

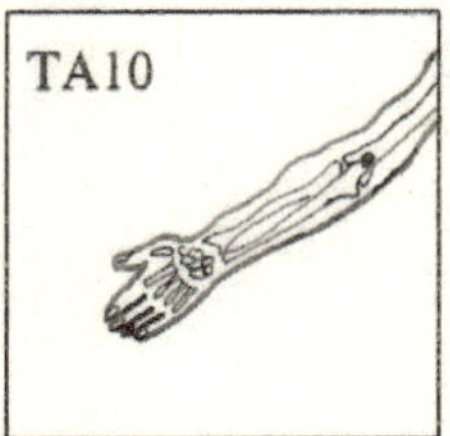

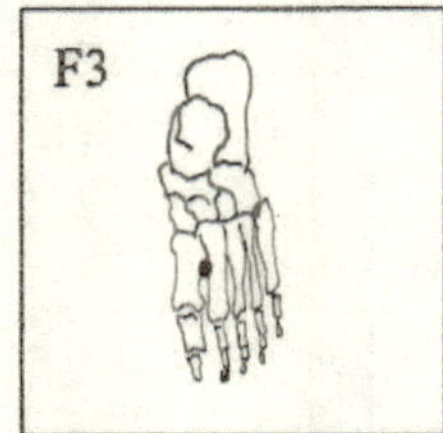

ARTRITE

É a inflamação de uma ou mais articulações, podendo ser aguda ou crônica. Deve-se a diversas causas como traumatismos, reumatismos, gota, tuberculose, gonococcias e outros agentes infecciosos. As doenças degenerativas também são causa de artrite. A articulação apresenta-se inchada, com calor local e dor que se acentua ao movimento, dificultando-o.

CONDUTA

1 - Banhos termais proporcionam resultados muito positivos como coadjuvantes no tratamento do artritismo.

2 - CHÁS

Artemísia, eucalipto, raiz de sassafrás, erva-de-bicho, cordão-de-frade. O tratamento pelo limão proporciona bons resultados.

3 - REPROGRAMAÇÃO MENTAL

Eu me amo e me aceito. Amo a vida e a vivo com intensidade e amor.

4 - DO-IN

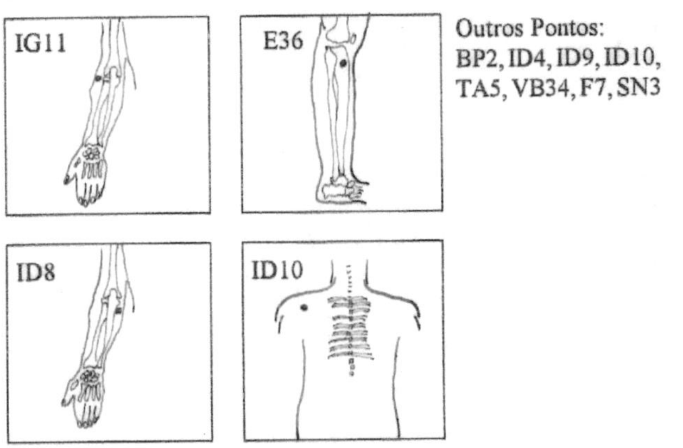

ASMA

É uma doença de origem alérgica que se caracteriza por dificuldade respiratória, tosse e chiado no peito. Pode aparecer periodicamente sob a forma de acessos ou crises mais ou menos intensas, chegando por vezes até a sensação de sufocação. A crise intensa que não cede aos medicamentos regulares e permanece por mais de seis horas se chama Estado de Mal Asmático e requer, normalmente, internação hospitalar.

CONDUTA

1 - Procurar identificar e evitar os agentes que desencadeiam as crises.

2 - O tratamento homeopático com o devido acompanhamento médico traz resultados muito positivos. O banho alternado tem ótima indicação.

3 - CHÁS

Cambará, alfazema, alecrim, angico branco, quelidonia.

4 - REPROGRAMAÇÃO MENTAL

Estou livre de qualquer culpa. Vivo com amor e liberdade.

5 - DO-IN

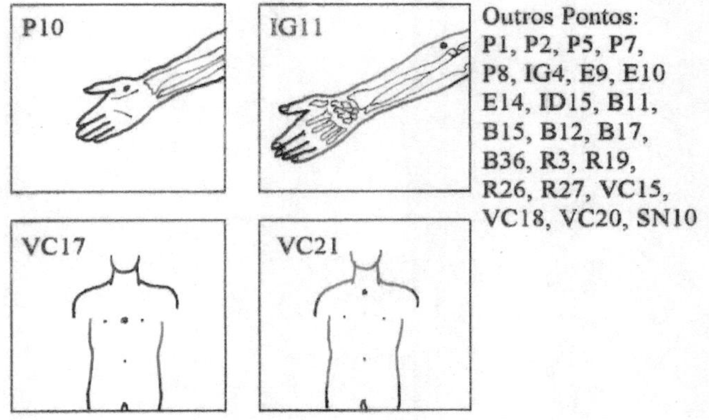

AZIA

É um sintoma que se manifesta como uma queimação ou ardência. Inicia no estômago e sobe pelo esôfago até a garganta. Deve-se a um aumento da acidez no estômago e está freqüentemente associado à má digestão.

CONDUTA

1 - A alimentação é fator fundamental. Comer apenas o necessário, não exagerando na quantidade. Mastigar muito bem os alimentos. Evitar definitivamente as bebidas alcoólicas, o fumo e o excesso de temperos. Diminuir ao máximo ou eliminar a carne do cardápio, dando preferência aos cereais, legumes, verduras e frutas. Não se deve misturar frutas ácidas com amido numa mesma refeição. Ex.: suco de laranja com pão ou batata.

2 - Tomar um suco de um limão pela manhã e outro à tarde. Pode diluir em água tomando como limonada.

3 - Tomar uma colher de sopa rasa de levedura de cerveja em pó, misturada em um pouco de água, pela manhã.

4 - REPROGRAMAÇÃO MENTAL

Sou calmo, seguro e confiante.

5 - DO-IN

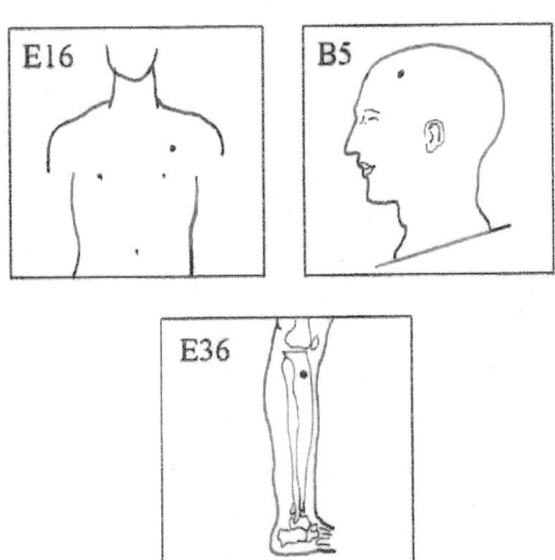

BURSITE

É a inflamação das bolsas serosas que existem entre os tecidos fibrosos, tendões, ligamentos e músculos. Apresentam dor e dificuldade para a movimentação da parte afetada.

CONDUTA

1 – REPROGRAMAÇÃO MENTAL
Eu aceito com amor e compreensão. Estou livre da raiva e da mágoa.

2 - DO-IN

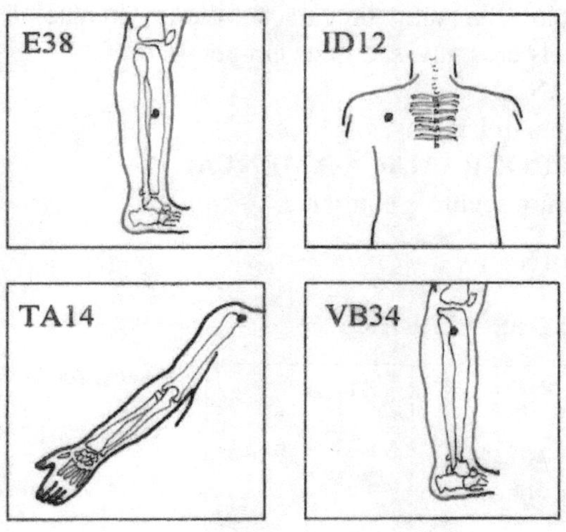

CÂIMBRAS

São espasmos ou contrações musculares intensas que provocam uma dor forte na região comprometida. São mais freqüentes na musculatura da panturrilha, mas podem atingir qualquer grupo muscular.

CONDUTA

1 - No momento da contração (câimbra) passe muito suavemente a mão sobre o local afetado como se o estivesse acariciando. Este gesto relaxa rapidamente a musculatura contraída. Note que sua reação automática quando sente a câimbra é de apertar a parte atingida, mas isto deve ser evitado porque acaba mantendo por mais tempo a contração.

2 - Incluir na sua alimentação diária: tomate, banana crua, laranja e vegetais crus, que são ricos em potássio.

3 - CHÁS

Alfazema, mil-folhas, angélica.

4 - REPROGRAMAÇÃO MENTAL

Sou calmo, seguro e confiante.

5 – DO-IN

MEMBROS SUPERIORES

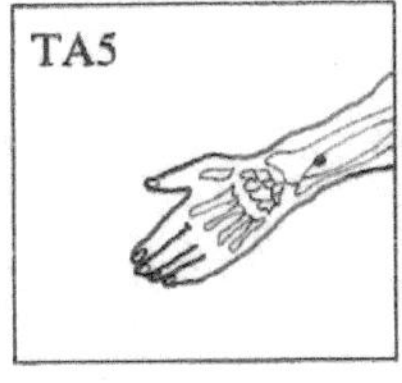

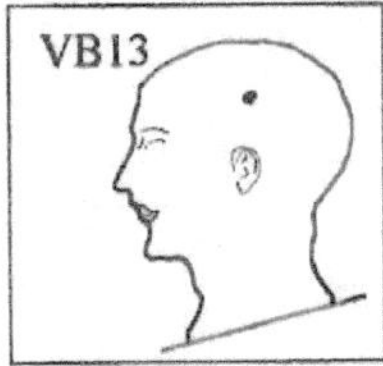

Outros Pontos:
CS7, VB12, VB40, F2, F3, F8

MEMBROS INFERIORES

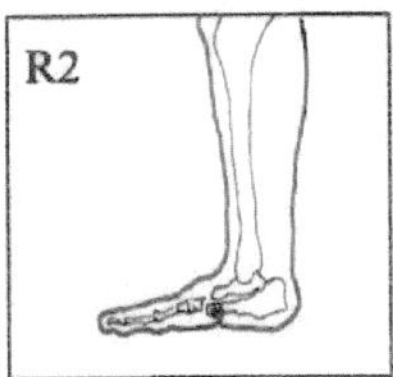

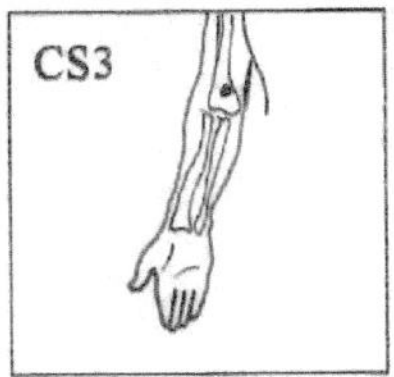

CANSAÇO/FRAQUEZA

É a sensação de falta de energia ou falta de forças e pode ser conseqüência de uma atividade física e/ou mental exagerada, de tensão ou estresse prolongado ou mesmo de doença debilitante.

CONDUTA

1 - Fazer um relaxamento com o seguinte exercício:

Procure uma posição confortável, deitado ou sentado. Inspire profunda e lentamente, retendo o ar nos pulmões e mentalizando a energia e a vitalidade sendo absorvidas pelo sangue e fluindo para todo o seu corpo. A seguir, expire devagar imaginando que todo esse cansaço e tudo que é negativo está sendo eliminado com o ar que sai dos seus pulmões.

Repita este exercício por 10 minutos e se sentirá revigorado.

2 - REPROGRAMAÇÃO MENTAL

Confio no fluxo da vida e na energia do Universo.

3 - DO-IN

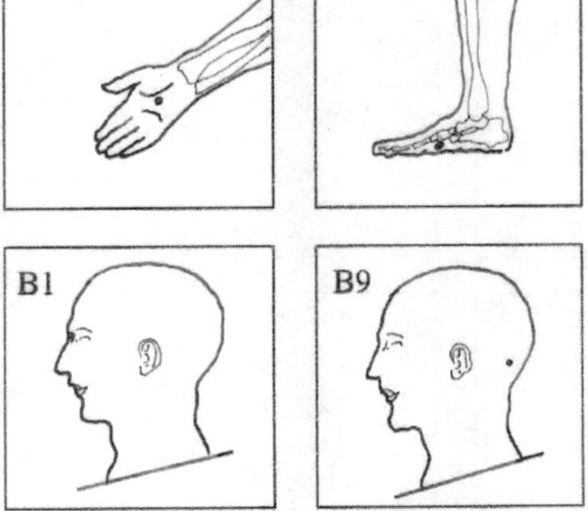

Outros Pontos:
E36, B19, B23, B44, CS7, VC6

CIÁTICA

É uma dor cansada ou em queimação que se localiza inicialmente na região das nádegas e pode se estender pela parte posterior da coxa e perna, atingindo até o calcanhar. Deve-se à compressão do nervo ciático, causada, na maioria das vezes, por um desvio (escoliose) na coluna, chegando a dificultar e até mesmo a impedir o indivíduo de andar normalmente.

CONDUTA

1 - As manobras de quiroprática proporcionam uma diminuição imediata da dor. Deve ser feita por pessoa habilitada e treinada para a sua execução.

2 – CHÁS

Aroeira, hortelã.

3 - REPROGRAMAÇÃO MENTAL

Sou calmo, seguro e confiante. Aceito a minha sexualidade e os prazeres que ela me proporciona.

4 - DO-IN

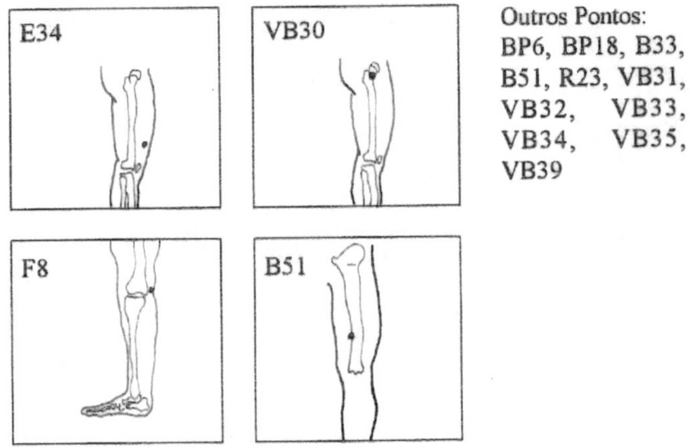

CISTITE

É a inflamação aguda ou crônica do revestimento mucoso que cobre a parede interna da bexiga. Pode ser provocada por várias causas e se manifesta com dor no baixo ventre, ardência para urinar, urina freqüente e em pequena quantidade, com presença de depósito mucopurulento ou mesmo sanguinolento.

CONDUTA

1 - Nas cistites crônicas ou de repetição, a cultura para a identificação do agente microbiano causador da infecção se faz necessária, e o uso de nosódio (medicamento preparado com a técnica homeopática, a partir do agente microbiano) produz excelentes resultados.

2 - CHÁS

Erva-tostão, eucalipto, quebra-pedra.

3 - REPROGRAMAÇÃO MENTAL

Sou calmo, seguro e confiante. Aceito com prazer o fluxo da vida e as boas novas.

4 - DO-IN

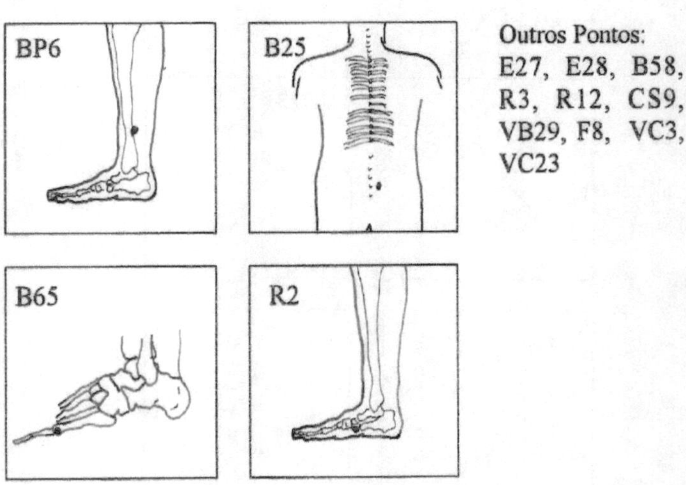

CÓLICAS BILIARES

São provocadas pela presença de cálculos na vesícula e se manifestam como dores intensas localizadas no hipocôndrio direito (abaixo das costelas). Ocorrem quando a vesícula tenta expulsar a pedra para o intestino, juntamente com a bílis, através do canal chamado colédoco. Pode-se acompanhar de enjôo, vômitos e palpitação.

CONDUTA

1 - DIETA

Evitar alimentos gordurosos que vão estimular a vesícula e ativar a produção de bílis, desencadeando assim as cólicas.

2 - CHÁS

Boldo, losna, mil-folhas.

3 - REPROGRAMAÇÃO MENTAL

Em tudo na vida há o lado positivo. Busco e valorizo o positivo. Estou livre de qualquer culpa.

4 - DO-IN

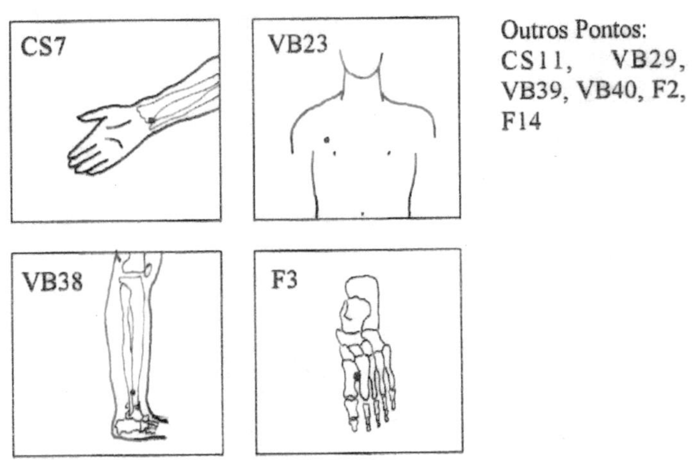

CÓLICAS MENSTRUAIS

São as dores uterinas que acompanham o período menstrual e são de variadas causas. Manifestam-se, muitas vezes, juntamente com náuseas, vômitos, dores de cabeça, sensação de peso no baixo ventre, alterações no ritmo intestinal e, em alguns casos, pode até apresentar-se febre.

CONDUTA

1 - CHÁS

Agoniada, abutuá-miúda, laranjinha-do-mato.

2 - REPROGRAMAÇÃO MENTAL

Sou mulher. Eu me amo e me aceito como mulher. Vivo com plenitude e amor a minha sexualidade.

3 - DO-IN

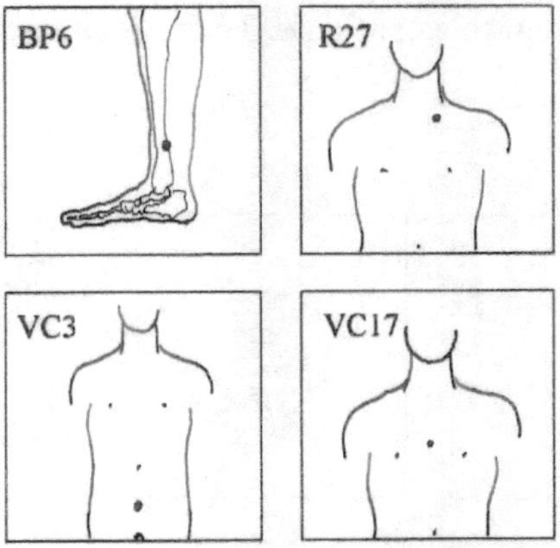

A massagem destes pontos feita regularmente uma semana antes do período menstrual previne ou atenua em muito estes sintomas e pode controlá-los quando feitas no momento em que aparecem.

CÓLICAS RENAIS

São as dores conseqüentes da contração das vias urinárias para tentar expulsar um cálculo (pedra) que se formou pela deposição de substâncias presentes na urina. Com freqüência se apresentam como dores violentas acompanhadas de náuseas e até vômitos, suor frio e agitação. O paciente não encontra posição para alívio da dor. Esta dor pode se iniciar na região lombar e se irradiar para um dos lados da região abdominal baixa (bexiga), atingindo testículos e até coxas.

CONDUTA

1 - É importante a ingestão de uma quantidade maior de líquido (de 2 a 2,5 litros por dia), principalmente chás.

2 - CHÁS

Carqueja, pata-de-vaca, folha do abacateiro, chapéu-de-couro, quebra-pedra.

3 - REPROGRAMAÇÃO MENTAL

Sou calmo, seguro e confiante. Tenho segurança e sucesso em tudo que faço.

4 - DO-IN

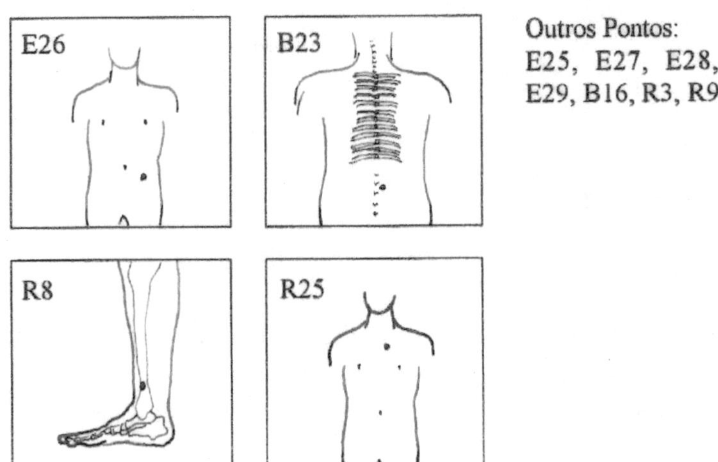

COLUNA VERTEBRAL

As dores na coluna podem ser provocadas por desvios (escoliose, lordose, cifose, pela presença de calcificações (bicos-de-papagaio), descalcificações (osteoporose) e outras causas como contusões e traumatismos). Estas dores podem se manifestar como queimação, ardência ou dor cansada. Atingem a região do pescoço (cervical), se irradiando para os braços como formigamento. Na região dorsal apresenta-se, normalmente, como uma queimação entre as escápulas. Na região lombo-sacra estas dores podem se localizar em alguns pontos ou se irradiar para os membros inferiores.

CONDUTA

1 - Na reflexologia, o arco plantar (a curva da planta do pé) representa a coluna vertebral e a apalpação desta área vai identificar pontos mais sensíveis e às vezes bastante dolorosos. Uma massagem nesta região e mesmo punho-percussão (socar com a mão fechada) toda a região do arco plantar estimula a coluna e vai proporcionar o alívio das dores.

A orelha também pode ser massageada na sua área correspondente à coluna, com ótimos resultados para o controle das dores.

2 - EXERCÍCIO DO PEIXINHO (MEDICINA NISHI PROBIÓTICA)

Deitado de costas, pernas esticadas, cruzar as mãos sob a nuca. Mantendo-se apoiado nos calcanhares e nos ombros, elevar os quadris fazendo movimentos laterais para a esquerda e para a direita por cinco minutos.

3 - REPROGRAMAÇÃO MENTAL

Confio no fluxo da vida. Amo e recebo amor. Tenho tudo o que necessito da vida.

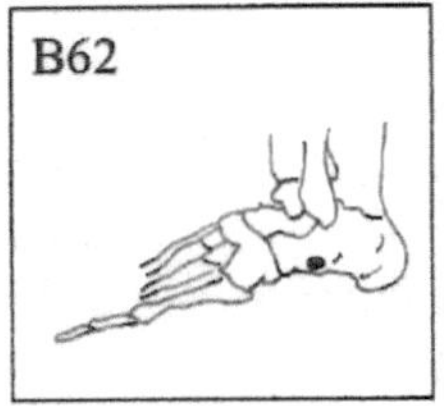

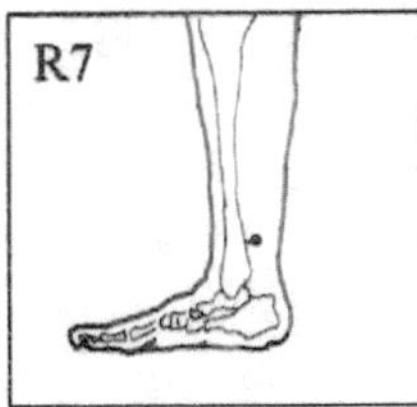

Outros Pontos:
SN11, SN12, SN28

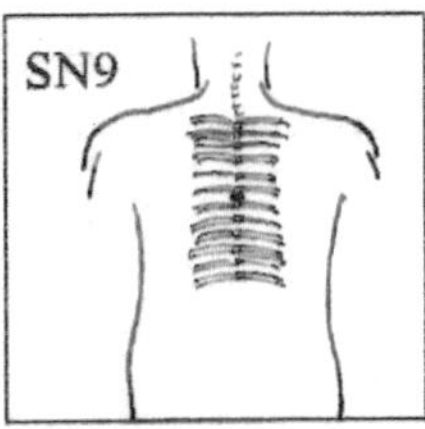

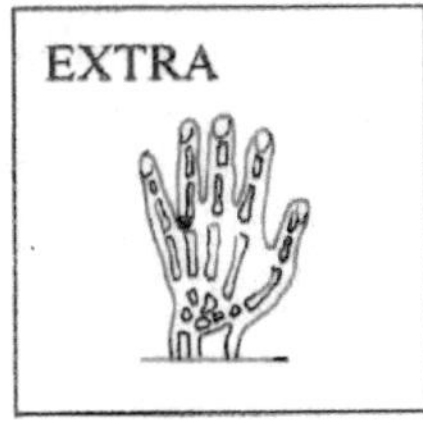

CONJUNTIVITE

É a inflamação da conjuntiva, de causas variadas, se manifestando por coceira, ardência, lacrimejamento; nos casos de conjuntivite com secreção purulenta, as pálpebras amanhecem coladas.

CONDUTA

1 - Lavar as pálpebras duas a três vezes ao dia com água de arruda (coloque um ramo de arruda em um copo de água fervida - fria e deixe repousar por duas horas).

2 - Friccionar o dedo médio na palma da outra mão até aquecer. Fechar o olho e aplicar o dedo aquecido sobre a pálpebra por um minuto. Repetir este exercício várias vezes até a melhora dos sintomas.

3 - REPROGRAMAÇÃO MENTAL

Vejo a vida e o mundo com amor. Estou aprendendo e crescendo com tudo que vejo.

4 - DO-IN

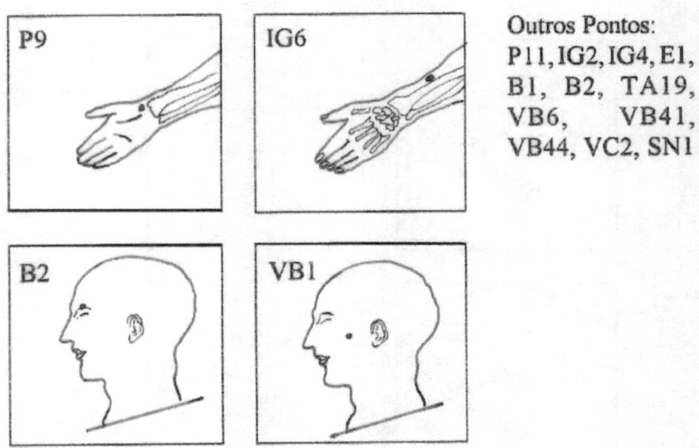

CONTUSÕES

São lesões provocadas por choques traumáticos que podem ser de graus variados, desde as manchas roxas, edemas, até as mais intensas com ruptura de tecido ou de órgãos internos, chegando, nestes casos, à necessidade de tratamento cirúrgico.

CONDUTA

1 - Para aqueles choques comuns ou tropeções, mas que provocam dor intensa, com a sensação de "ver estrelas", faça a estimulação no ponto simétrico do lado oposto. Exemplo: se bater o tornozelo esquerdo, aperte ou martele repetidamente com a ponta dos dedos no mesmo ponto do tornozelo direito. Esta estimulação do meridiano oposto alivia rapidamente a dor.

2 - Nos casos de maior intensidade use nas primeiras duas horas uma bolsa de gelo sobre o local, tendo o cuidado de não colocar o gelo diretamente sobre a pele, para não provocar queimadura. Somente use o calor local (compressa quente) a partir de 12 horas após a contusão.

3 - REPROGRAMAÇÃO MENTAL

Estou livre de qualquer culpa. Respeito e aceito o fluxo da vida.

4 - DO-IN

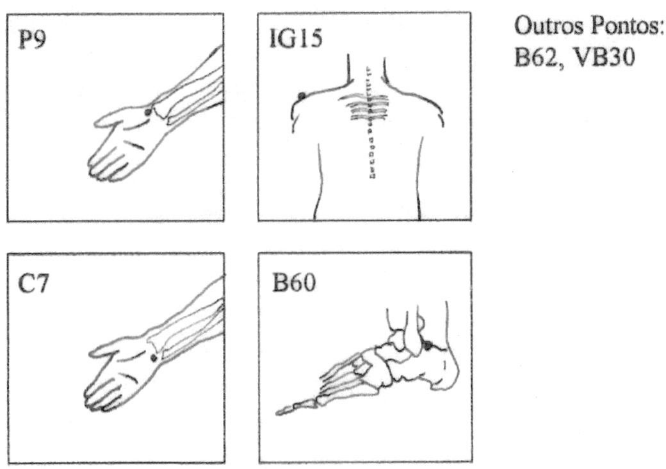

Outros Pontos:
B62, VB30

COQUELUCHE

É uma doença contagiosa, provocada pela bactéria Bordetella Pertussis, e se caracteriza por um quadro agudo com acessos violentos de tosse, que se acompanham de ânsias de vômito, falta de ar, catarro brônquico e face congestionada. Podem ocorrer complicações como broncopneumonia, diarréias e até convulsões.

CONDUTA

1 - A melhor conduta é a prevenção através da aplicação das vacinas do esquema básico disponíveis nos Postos de Saúde da rede pública.

2 -CHÁS

Avenca, agrião, limão, salva, picão-da-praia.

3 - DO-IN

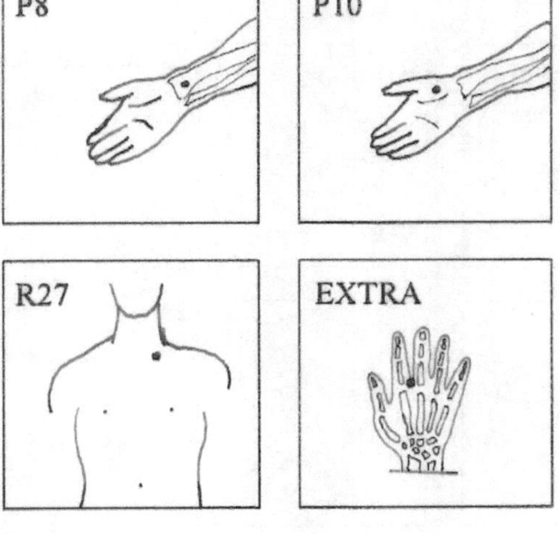

CORIZA

É a secreção provocada pela inflamação aguda da mucosa do nariz. Provoca um corrimento nasal que pode ser aquoso, espesso (mucoso) ou mesmo purulento (amarelo ou esverdeado). A coriza pode ser causada por um estado gripal, uma sinusite ou rinite, freqüentemente de origem alérgica.

CONDUTA

1 - A conduta deve ser tomada sempre em função da causa básica correspondente.

2 - CHÁS

Eucalipto, limão com mel.

3 - A massagem com pomada mentolada sobre o nariz oferece bons resultados.

4 - REPROGRAMAÇÃO MENTAL

Sou alegre e sou feliz. Amo a vida e vivo com alegria.

5 - DO-IN

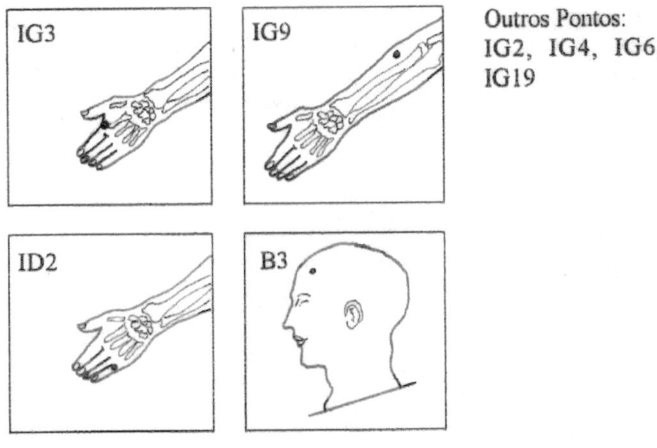

DESMAIO

É a perda temporária de consciência. Pode advir no curso de fadiga, por permanecer muito tempo de pé, ou em conseqüência de vários tipos de moléstias. Se houver reincidência de desmaios, deve-se buscar os recursos adequados para um diagnóstico preciso o mais breve possível.

CONDUTA

1 - Colocar a pessoa deitada de maneira confortável e numa posição em que a cabeça fique abaixo da linha do corpo, para que se faça a oxigenação do cérebro.

2 - REPROGRAMAÇÃO MENTAL

Eu me aceito e me amo. Estou seguro e enfrento o presente com confiança.

3 - DO-IN

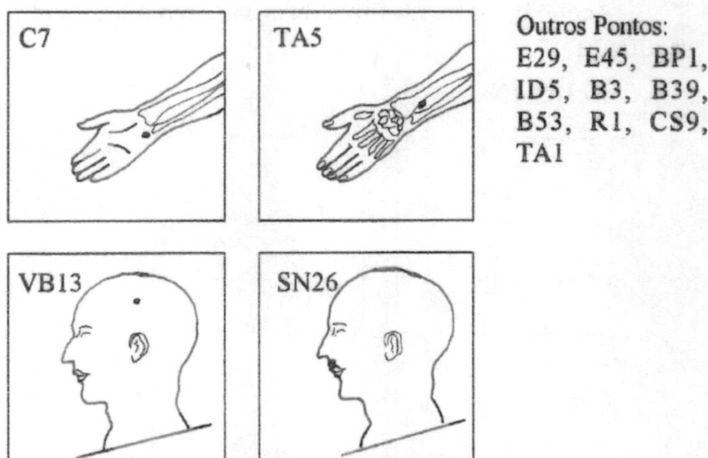

Outros Pontos:
E29, E45, BP1, ID5, B3, B39, B53, R1, CS9, TA1

DIABETE

Caracteriza-se por um excesso de açúcar no sangue, a chamada hiperglicemia (acima dos níveis normais de 80 a 120 mg/l). Deve-se a comprometimento do pâncreas, o órgão que secreta a insulina. Os sintomas básicos são: sede para grandes quantidades de água e urina em excesso. Tem uma evolução variada dependendo da gravidade do caso.

CONDUTA

1 - A alimentação é fator fundamental. Deve-se eliminar as bebidas alcoólicas e evitar a ingestão excessiva de líquidos. A Macrobiótica consegue resultados excepcionais no controle da diabete.

2 - **CHÁS**

Abeto, angélica, arruda, bardana, carqueja, jambolão, malva, pata-de-vaca.

3 - **REPROGRAMAÇÃO MENTAL**

Aceito e confio no fluxo da vida. Vivo o presente com amor e segurança.

4 - **DO-IN**

Outros Pontos:
B19, B28, R23,
F13, SN28

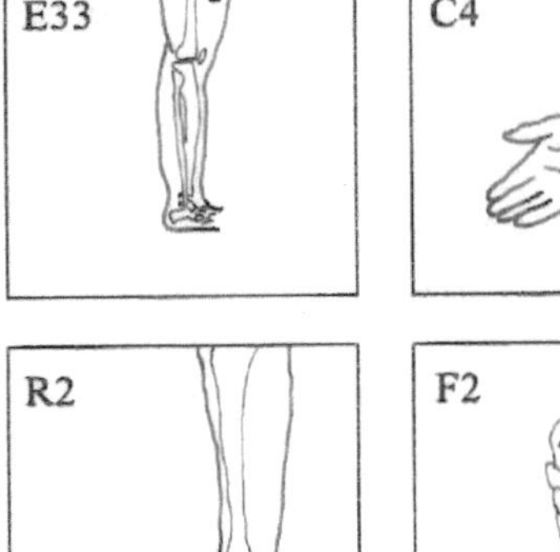

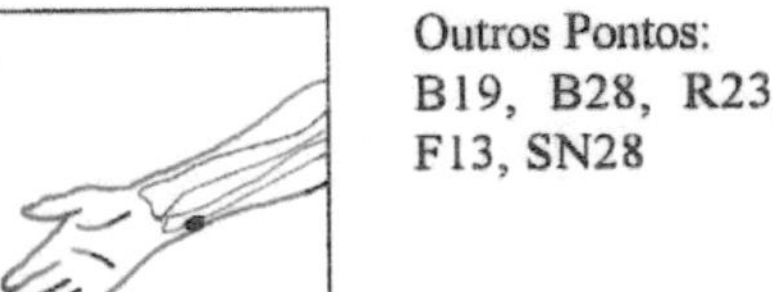

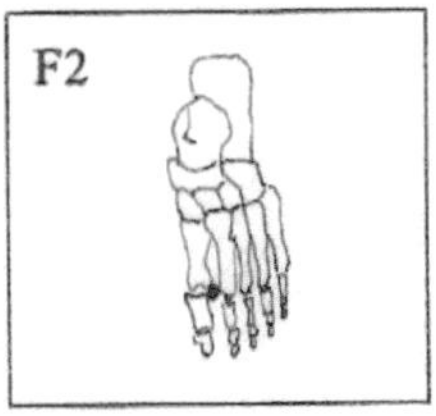

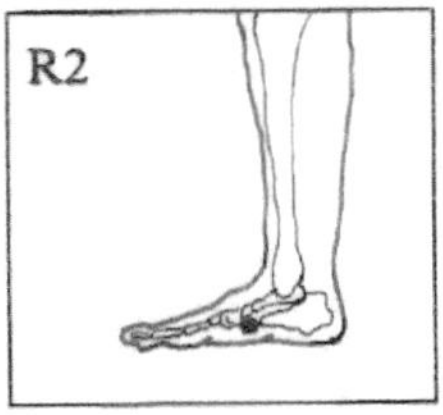

DIARRÉIA

É a deposição líquida e freqüente das fezes e pode ter várias causas. Pode ser simplesmente uma reação do organismo como forma de eliminação de uma substância tóxica ou alimento inadequado, ou devida à infecção ou ainda sintoma de outras moléstias. De acordo com o tempo de duração, é caracterizada como aguda ou crônica.

CONDUTA

1 - PARA CRIANÇAS MENORES DE 2 ANOS

Manter a alimentação normal, principalmente o leite materno. Preparar soro caseiro, da seguinte maneira: 1 litro de água, 1 colher de sopa de açúcar e 1 colher de chá de sal. Dar o soro na colher, sempre que a criança evacuar. Oferecer à vontade, na medida em que a criança aceite.

- Observar a umidade e a presença de lágrimas nos olhos, bem corno a quantidade de saliva, para prevenir a desidratação.

2 - PARA MAIORES DE 2 ANOS ATÉ ADULTOS

Tornar líquido à vontade para manter a hidratação, de preferência o soro caseiro, ingerido aos goles, devagar.

3 - Colocar uma colher de café de maisena em meio copo de água, acrescentar dez gotas de limão. Tornar aos poucos, de acordo com a idade.

4 - CHÁS

Losna, sabugueiro, tamarindo, erva-doce. O chá da folha da goiabeira tem ótima indicação.

5 - REPROGRAMAÇÃO MENTAL

Sou calmo, seguro e confiante. A natureza me alimenta e me nutre com sabedoria.

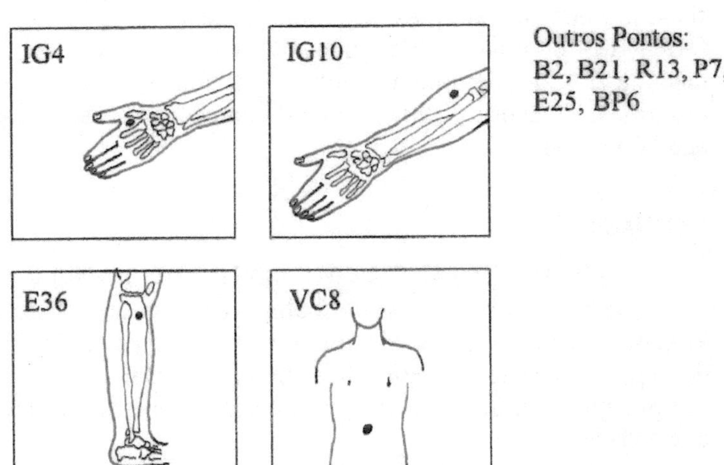

IG4
IG10
E36
VC8
Outros Pontos:
B2, B21, R13, P7,
E25, BP6

DIURESE

A diurese é a eliminação fisiológica e normal da urina. É incluída aqui como orientação para quando haja indicação de se provocar um aumento da diurese (como nos casos de pressão alta e cálculos renais).

CONDUTA

1 - CHÁS

Alcaçuz, alfavaca, aperta-ruão, folha do abacateiro.

2 - DO-IN

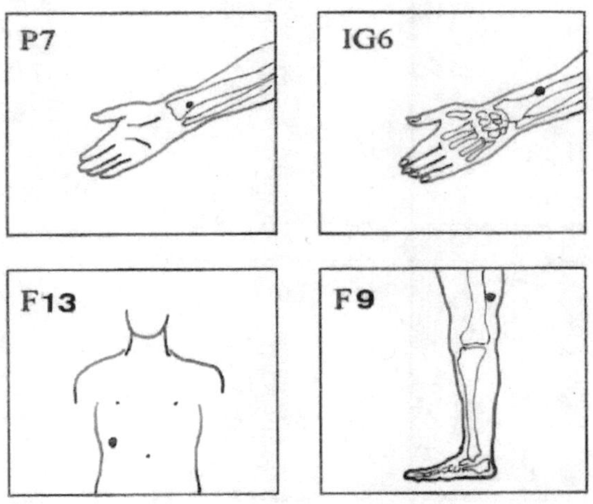

DOR DE CABEÇA

É um sintoma que pode acompanhar um grande número de moléstias. Se ocorrer com freqüência, deve-se buscar a identificação da causa básica desta cefaléia e proceder ao tratamento indicado.

CONDUTA

1 - REPROGRAMAÇÃO MENTAL
Aceito com amor a minha sexualidade. Eu me amo e me aprovo.

2 - DO-IN

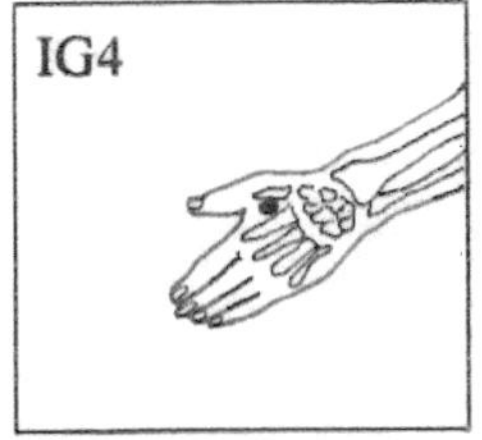

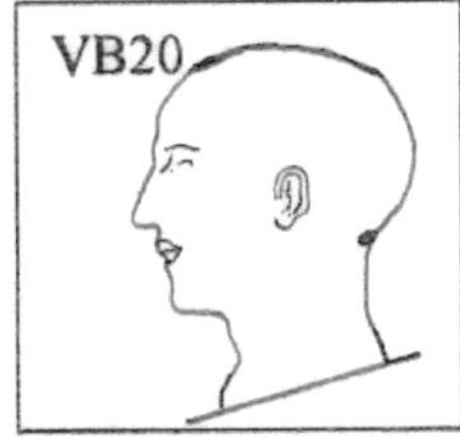

Outros Pontos:
B5, B6, B62, B63, B67, VB7, VB12, VB14, VB30, ID3, ID4, ID8, ID16, BP5

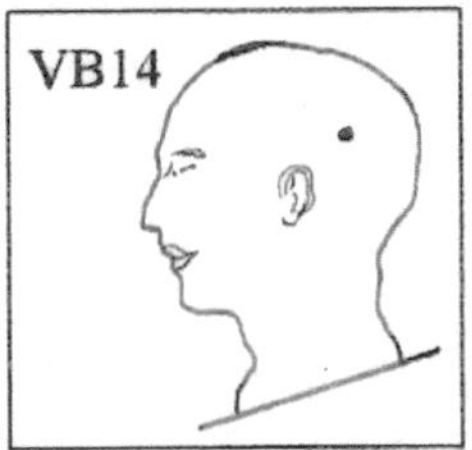

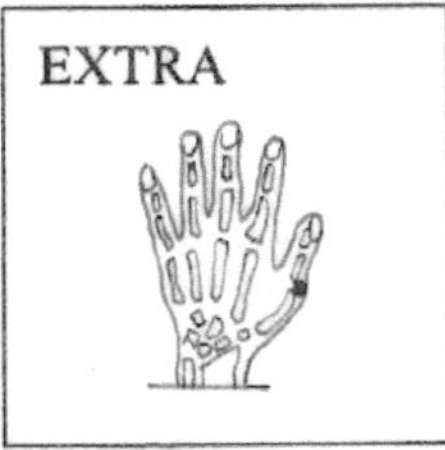

DOR DE DENTE

A massagem do ponto indicado proporciona alívio da dor, mas não resolve a causa, que deve receber tratamento específico do dentista.

CONDUTA

1 - REPROGRAMAÇÃO MENTAL
Sou calmo, seguro e confiante. Decido com sabedoria e amor.

2 - DO-IN

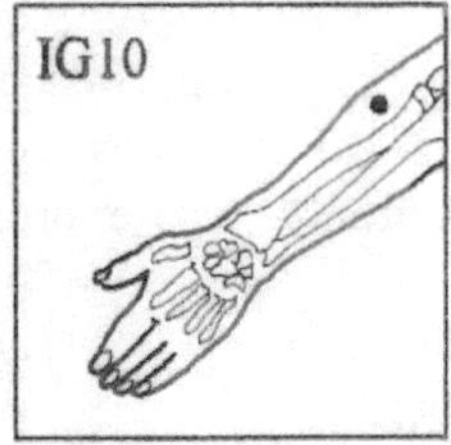

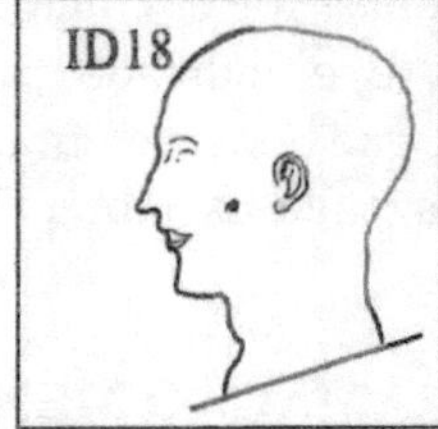

Outros Pontos:
IG1, IG3, IG4, IG7, ID9, TA2, TA5, TA7

SUPERIORES

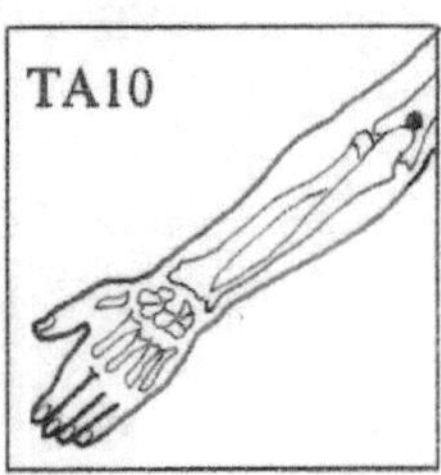

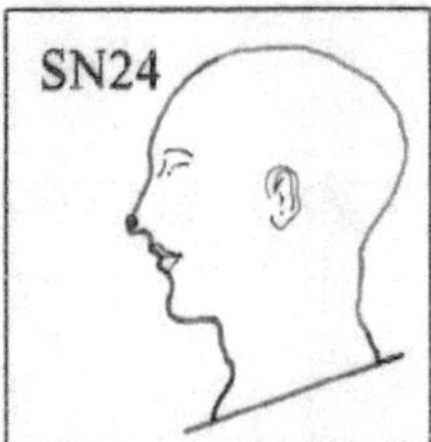

TA17, TA21, VB2, VB5, VB10, VC2, SN12, SN27

DOR NAS PERNAS

A dor nos membros inferiores sobrevém, freqüentemente, por dificuldades circulatórias, varizes, edema, ou por origem neurológica. Pode ocorrer também pela compressão dos nervos correspondentes a esta região ou por outro problema na coluna vertebral.

CONDUTA

1 - Nas dores de origem neurológica está indicada a mesma conduta que para a coluna vertebral.

2 - Quando a causa for circulatória, um exercício que produz excelentes resultados é o indicado pelo Dr. Yong Suk Yung, o criador da Probiótica, que consiste em deitar-se de costas e elevar os braços e as pernas, fazendo-os vibrar. Mantenha este exercício por cinco minutos.

3 - REPROGRAMAÇÃO MENTAL
Aceito o fluxo da vida. Vou em frente com segurança e em harmonia.

4 - DO-IN

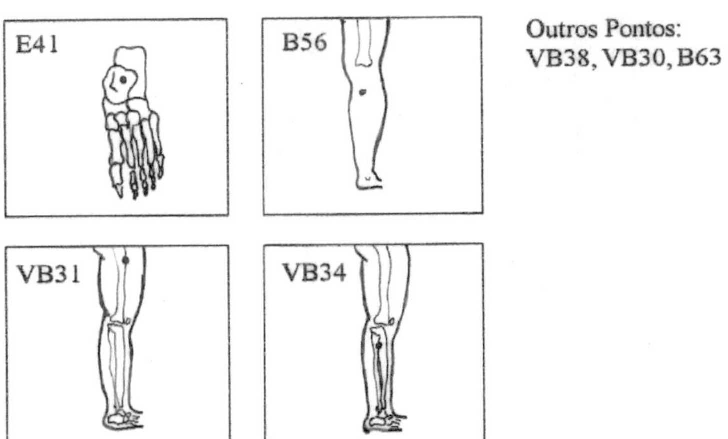

ENJÔO / NÁUSEAS / VÔMITOS

O enjôo é o conjunto de sintomas que se inicia com mal-estar geral e tontura (náuseas) e que pode se acompanhar da expulsão do conteúdo do estômago (vômito).

CONDUTA

1 - EXERCÍCIOS RESPIRATÓRIOS
- Inspiração lenta e profunda (conte de 1 a 4). Retenha por alguns segundos (conte de 1 a 4).
- Expiração lenta (conte de 1 a 8).
- Repita este exercício, associando-o com o **DO-IN,** até a melhoria dos sintomas.

2 - CHÁS

Angélica, erva-doce, hortelã, losna, limão, salva e boldo-do-chile.

3 - REPROGRAMAÇÃO MENTAL

Eu me amo e me aceito. Aceito com amor todas as boas novas.

4 - DO-IN

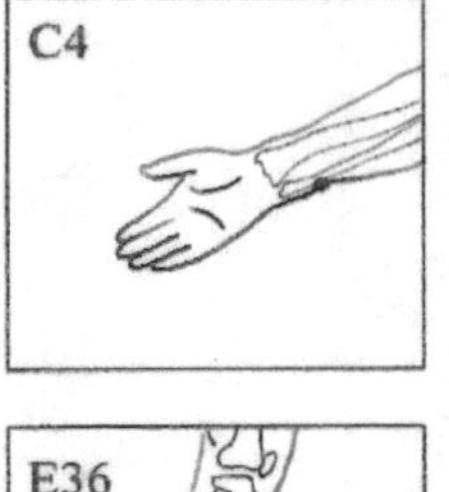

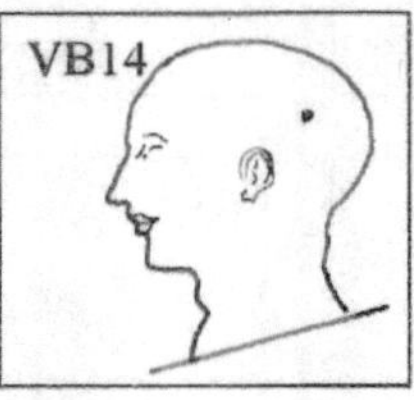

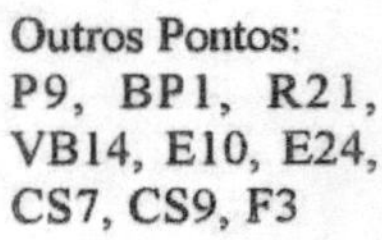

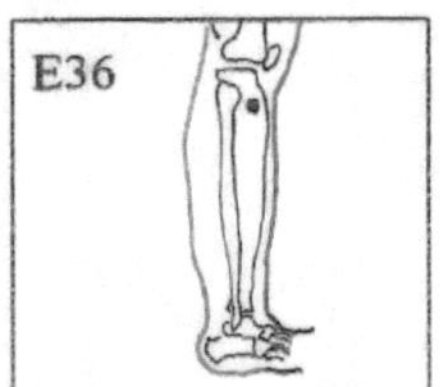

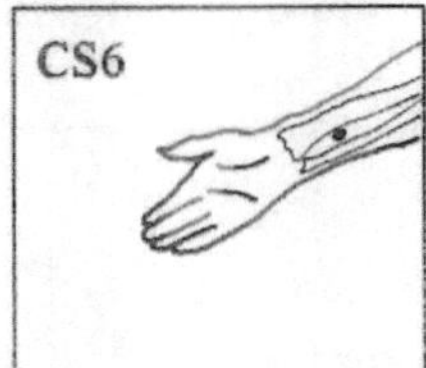

ENURESE

É a incontinência urinária acima dos três anos de idade. A criança urina à noite, involuntariamente, quando está dormindo.

CONDUTA

1- CHÁS

Erva-cidreira, macela. Dar meia xícara do chá no início da noite.

2 - Orientar a criança para evitar a ingestão de líquido em excesso antes de dormir e para urinar antes de deitar-se.

3 - REPROGRAMAÇÃO MENTAL

Falar suavemente enquanto a criança dorme: "Você é muito amada e muito querida. Aqui você está em segurança e feliz. Todos amam você".

4 - DO-IN

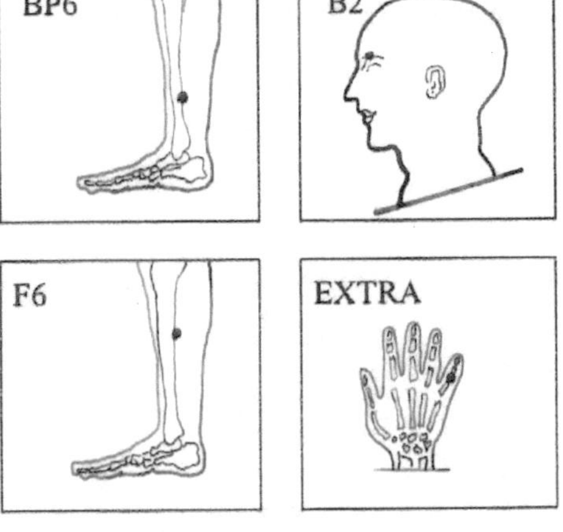

Outros Pontos:
E23, E36, B2, B28, B32, VC5

ESPIRRO

É um sintoma frequente nos casos de gripes, resfriados e especialmente nas rinites de origem alérgica, quando pode se tornar extremamente incômodo com crises repetidas.

CONDUTA

1 - DO-IN

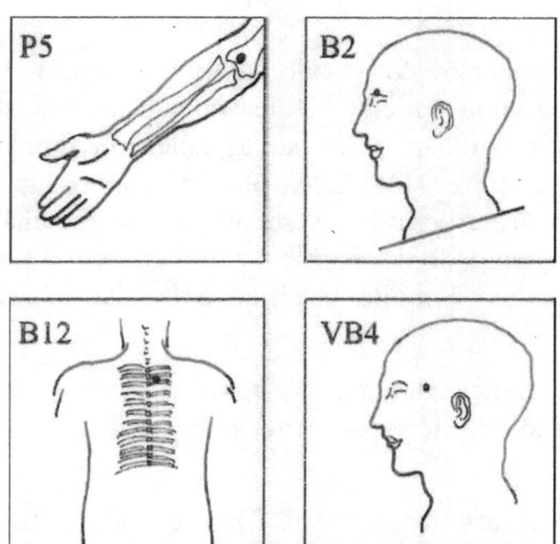

FEBRE

É o aumento de temperatura do corpo, como reação de defesa do organismo, e pode aparecer na maioria das doenças. A febre não deve preocupar por si só, já que faz parte do mecanismo de defesa. A febre só deverá ser combatida nos casos em que o aumento da temperatura provocar mal-estar e abatimento. Uma vez caracterizada a moléstia causadora da febre, as providências correspondentes devem ser tomadas.

CONDUTA

1 - No decurso do estado febril de causa infecciosa, particularmente a viral, a melhor indicação é fazer um escalda-pés, que consiste em mergulhar os pés (até as canelas) em um recipiente com água quente, entre 41 e 42°C, por 15 minutos, mantendo-se bem agasalhado neste período. A seguir, tomar um chá quente e deitar-se, tendo o cuidado de manter-se bem coberto. O suador que advém desta conduta é muito benéfico e facilita sobremaneira a recuperação.

2 - Para a criança em que não é possível fazer o escalda-pés, o banho de imersão seguido das demais medidas traz o resultado desejado.

3 - Pode-se usar compressas frias, quando a febre estiver provocando mal-estar acentuado. Utiliza-se uma toalha de linho, que deve ser umedecida em água fria com vinagre (2 colheres de vinagre para cada litro de água) e aplicada sobre a testa. Pode-se também fazer esta aplicação sobre a panturrilha (barriga da perna).

4 - CHÁS

Alfavaca, fedegoso, tamarindo, camomila. O chá de limão deve ser preparado da seguinte maneira: suco de dois limões, uma colher de sopa de mel, um copo de água. Deixar ferver por cinco minutos e coar. Tomar ainda quente.

5 - **DO-IN**

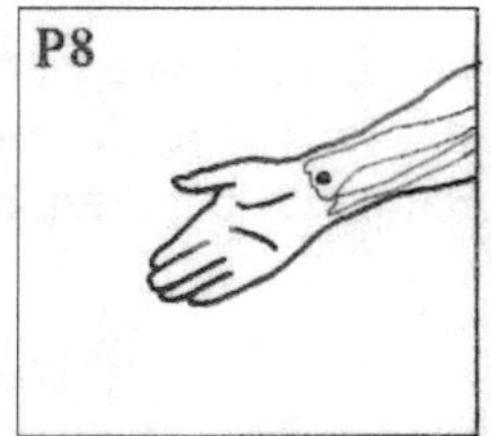

P8

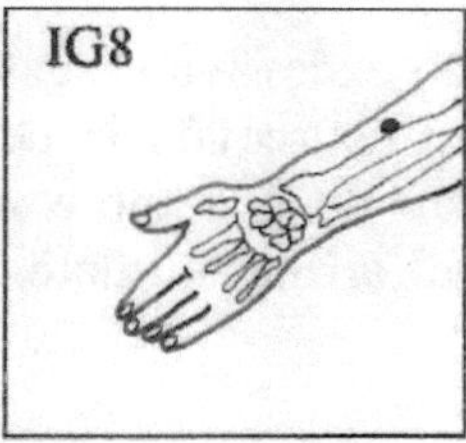

IG8

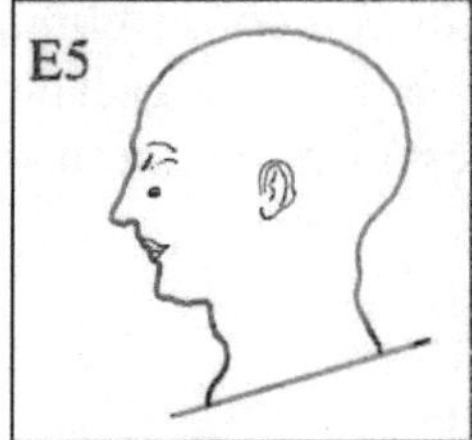

E5

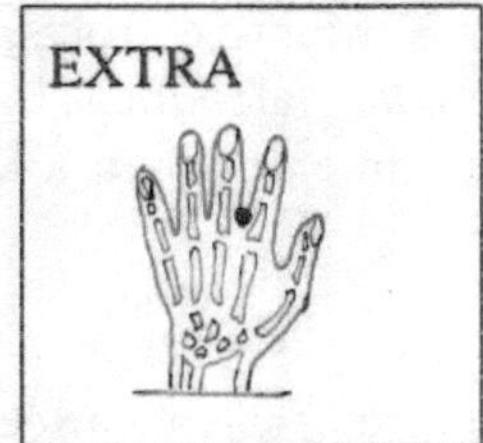

EXTRA

FLATULÊNCIA

É a produção excessiva de gases nos intestinos e estômago e pode ocorrer como conseqüência de uma variedade de moléstias. Provoca a distensão do abdome e normalmente a eliminação dos gases sob a forma de arrotos ou flatos.

CONDUTA

1 - A alimentação deve ser equilibrada à base de cereais integrais, legumes, verduras e frutas, diminuindo ou eliminando a carne. Evitar bebidas alcoólicas. A boa mastigação prepara adequadamente os alimentos para a digestão e previne a formação de gases.

2 - CHÁS

Erva-doce, hortelã, salva e artemísia.

3 - REPROGRAMAÇÃO MENTAL

Aceito com amor o fluxo da vida. Sou calmo, seguro e confiante.

4 - DO-IN

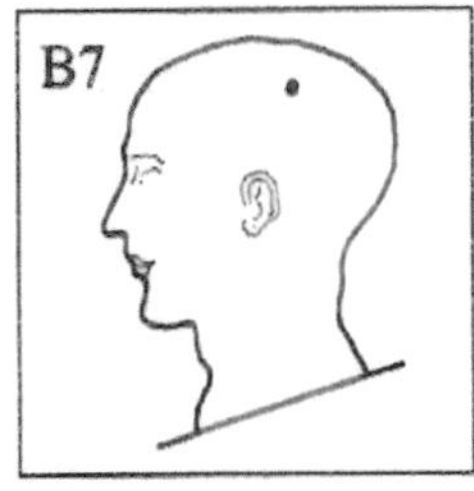

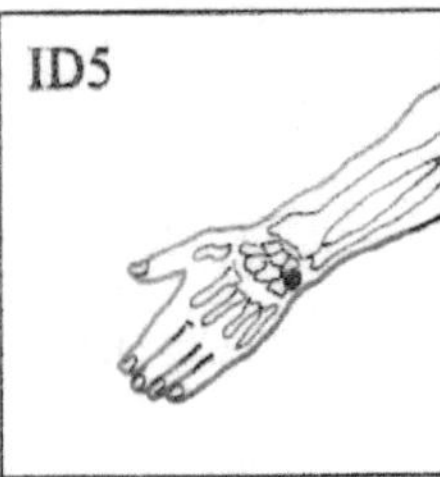

Outros Pontos:
B43, B58, R15, VB9, VB22, F6

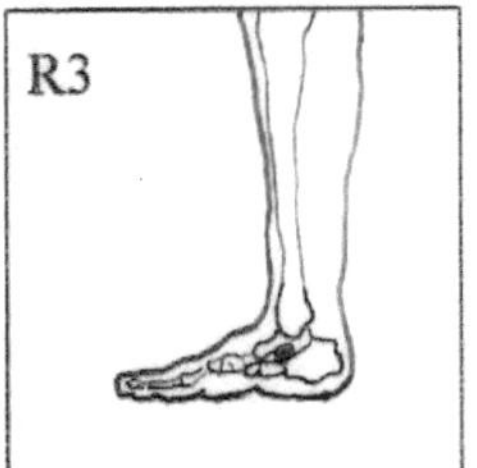

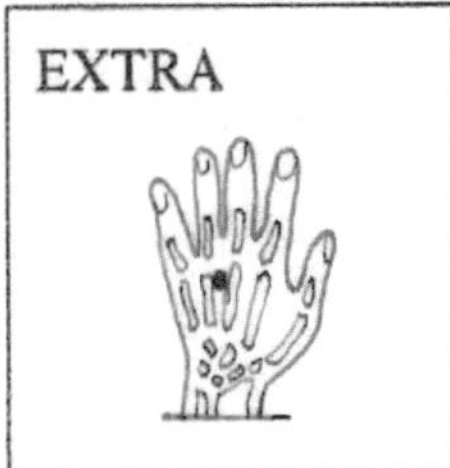

FURUNCULOSE

São tumorações que se formam por processo inflamatório no tecido subcutâneo. Iniciam com vermelhidão no local, evoluindo para a supuração. Podem se apresentar repetidamente e em várias partes do corpo.

CONDUTA

1 - O tratamento homeopático no início do quadro agudo normalmente consegue bloquear a sua evolução. Este tratamento tem grande eficácia na prevenção das furunculoses de repetição.

2 - O uso local de compressa preparada com partes iguais de farinha de centeio e mel, aquecidos, facilita a resolução do caso. Pomada de Cyrtopodyum também é indicada para uso tópico.

3 - CHÁS

Malva, sumaré, pariparoba, bardana, jurubeba e cardo.

4 - REPROGRAMAÇÃO MENTAL

Calma, que com calma tudo se resolve. Estou em paz comigo mesmo e com a vida.

5 - DO-IN

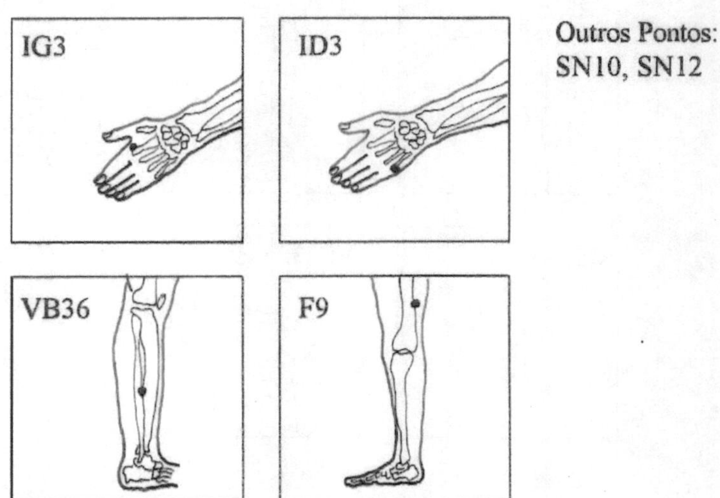

GASTRITE / ÚLCERA

É a inflamação ou a ulceração da mucosa que recobre o estômago.

Pode ser aguda ou crônica e se deve, fundamentalmente, à tensão e ao estresse que caracterizam a agitação da vida moderna. Apresenta-se com dores localizadas no epigástrio, que se agravam com alimentos ácidos ou bebidas gasosas. Podem ainda acompanhar os sintomas de boca amarga, língua saburrosa, náuseas e vômitos.

CONDUTA

1 - O indivíduo deve rever cuidadosamente as suas atividades e a forma com que vem se relacionando consigo mesmo e com os outros para identificar as origens da tensão e do estresse que estão provocando o seu desequilíbrio e desarmonia interiores.

2 - Observar horários regulares de alimentação.

3 - **REPROGRAMAÇÃO MENTAL**

Estou livre de qualquer culpa. Sou calmo, seguro e confiante. Calma, que com calma tudo se resolve.

4 - **DO-IN**

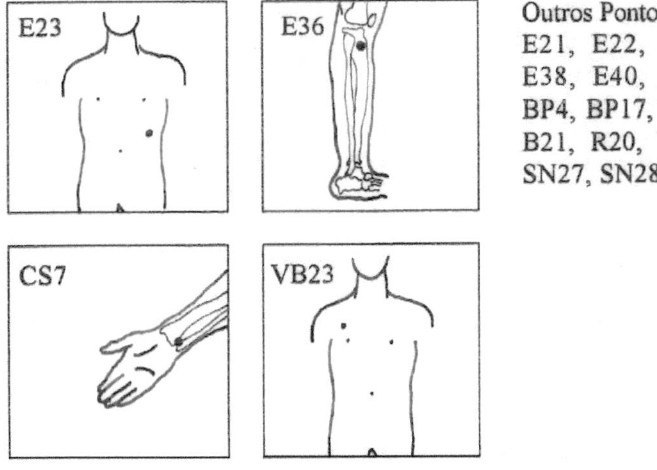

Outros Pontos:
E21, E22, E37, E38, E40, E45, BP4, BP17, B20, B21, R20, VB6, SN27, SN28

GRIPE

É uma infecção que se caracteriza por febre, cansaço, dores pelo corpo, mal-estar geral. Pode se acompanhar de dor de cabeça, inflamação da garganta e mucosa do nariz, provocando coriza, espirros, rouquidão e tosse. Calafrios e febre podem estar presentes isoladamente ou alternando-se, precedendo às vezes o calafrio, às vezes a febre. A gripe é contagiosa e se manifesta em epidemia.

CONDUTA

1 - Fazer o escalda-pés conforme orientação para a febre.

2 - Tomar o banho alternado de acordo com a orientação dos exercícios gerais. Esta prática é particularmente eficaz nos casos de gripes de repetição.

3 - Ao se manifestarem os primeiros sinais de gripe, colocar uma pedra de gelo envolta em um pano sob o 1º. dedo (dedão) de ambos os pés, por 10 minutos, até derreter.

4 - **CHÁS**

Avenca, camomila, eucalipto, limão, louro, salsaparrilha.

5 - **REPROGRAMAÇÃO MENTAL**

Sou livre. Vivo com liberdade e segurança.

6 - **DO-IN**

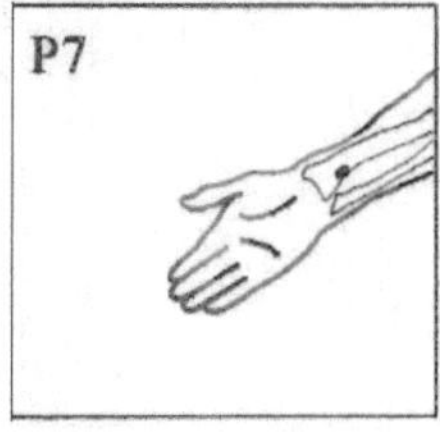

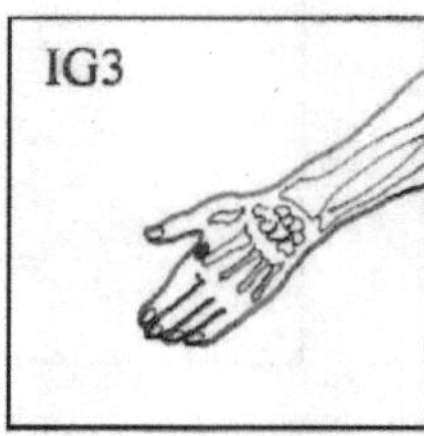

Outros Pontos:
P5, P11, IG1, IG2,
BP15, VB20,
VC7, VC8, SN14,
SN15

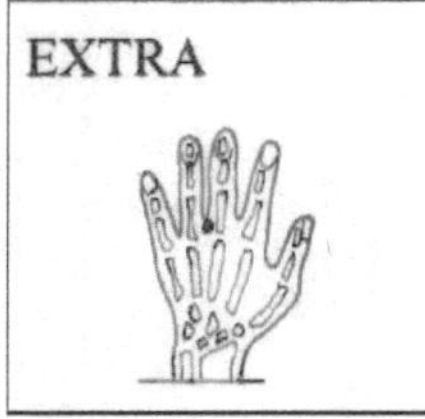

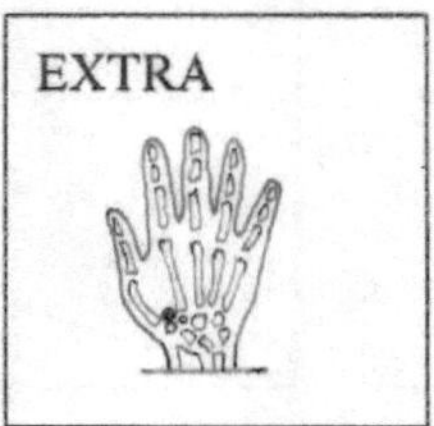

HEMORRAGIA NASAL

É o sangramento pelo nariz e pode aparecer isoladamente, pelo rompimento de pequenos vasos da mucosa nasal ou pólipos, ou ainda no curso de várias outras moléstias como varíola, sarampo e febre tifóide.

CONDUTA

1 - Sentar em posição cômoda, com a cabeça voltada para trás, permanecendo em repouso até cessar completamente o sangramento. Nos casos mais simples, pode ser o suficiente.

2 - Uso local de água oxigenada em injeções intranasais.

3 - Pode ser necessário o tamponamento com gaze ou algodão para deter a hemorragia, nos casos mais graves.

4 - O banho alternado dá ótimos resultados nas hemorragias nasais de repetição.

5 - **REPROGRAMAÇÃO MENTAL**

Eu me amo e me aceito. Sou seguro e confiante. Tenho consciência do meu valor.

6 - DO-IN

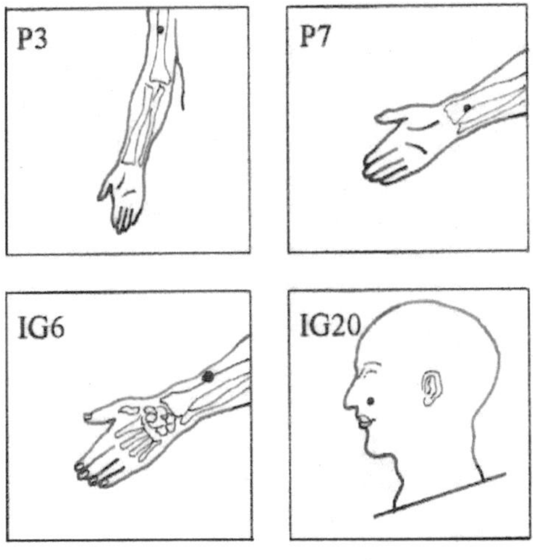

Outros Pontos:
P9, P11, IG4, BP4, B6, R1, R6, VB5

HEMORRAGIA UTERINA

É o sangramento que ocorre fora do período menstrual e pode se dar em função de várias doenças do útero como miomas, fibromas, metrites. Deve ser feito diagnóstico preciso da causa e o tratamento adequado da doença básica que está provocando a hemorragia.

CONDUTA

1 - CHÁS
Erva-benta, serralha, salsa, bolsa-de-pastor, raiz de algodoeiro.

2 - Banhos frios de assento.

3 - REPROGRAMAÇÃO MENTAL
Sou mulher. Me aceito e me amo como mulher. Vivo com plenitude e amor a minha sexualidade.

4 - DO-IN

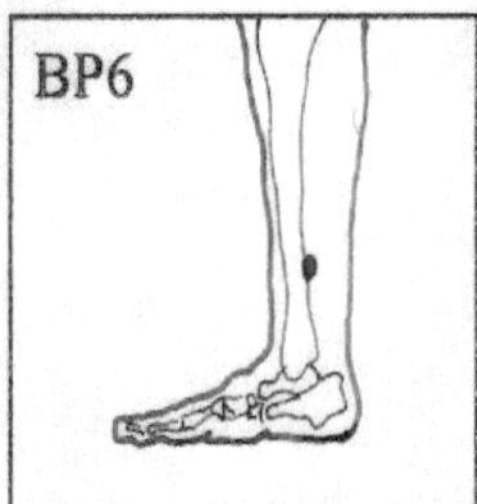

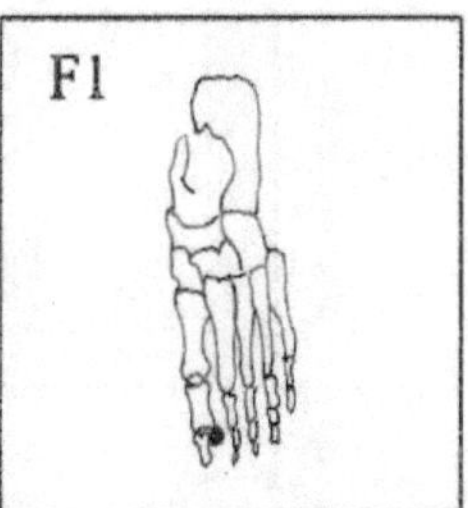

HEMORRÓIDAS

São as varizes da região ano-retal. Podem se manifestar com dor e hemorragia de variada intensidade e com o ingurgitamento das veias para fora do ânus.

CONDUTA

1 - O banho de assento com água fria propicia um bom alívio para os sintomas.

2 - O uso externo da pomada de Peônia tem indicação, com excelentes resultados.

3 - A inclusão da pimenta na alimentação é um ótimo tratamento para as hemorróidas, apesar do agravamento inicial, justamente pelo princípio de que o semelhante cura o semelhante.

4 - REPROGRAMAÇÃO MENTAL
Eu aceito com amor o fluxo da vida. Meu passado só deve me trazer sabedoria.

5 - DO-IN

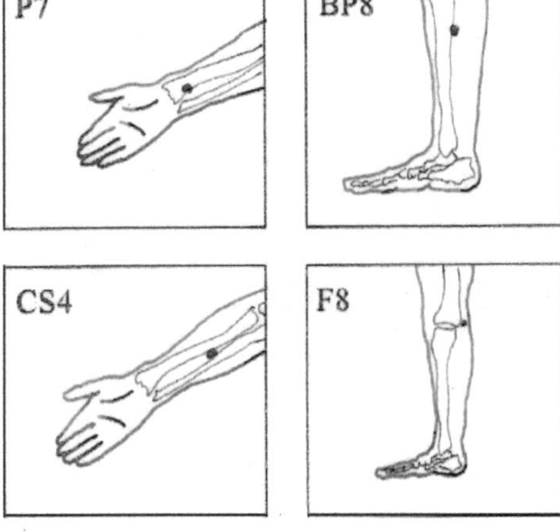

Outros Pontos:
BP3, BP4, BP20, ID5, B24, B36, B63, CS3, VB35, F5, F14, VC1, SN19, SN28

HEPATITE

É a inflamação do fígado, de causa tóxica ou infecciosa. A hepatite viral é contagiosa. Pode se apresentar com dor sob as costelas do lado direito e com icterícia, urina escura, fezes descoloridas, falta de apetite, fraqueza e febrícula.

CONDUTA

1 - Manter repouso pelo período em que persistirem os sintomas.

2 - Dieta isenta de gorduras.

3 - CHÁS

Guapeva, limão, flor de coral. Preparar um chá associando a raiz do feijão fedegoso, a raiz de salsa e o broto de amora branca. Tomar 4 a 5 xícaras por dia.

4 - REPROGRAMAÇÃO MENTAL

Sou calmo, seguro e confiante. Aceito com amor o fluxo da vida. Liberto-me totalmente do passado.

5 - DO-IN

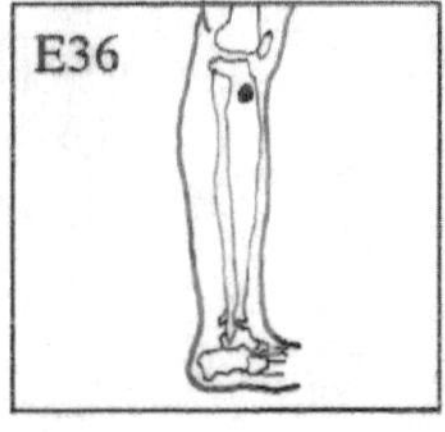

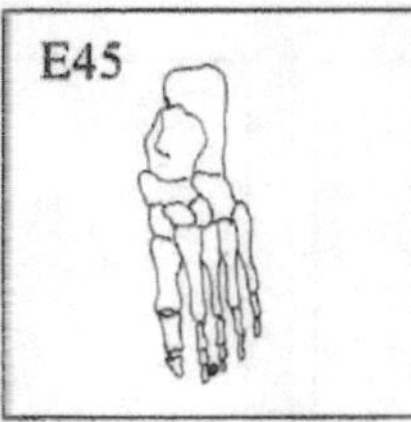

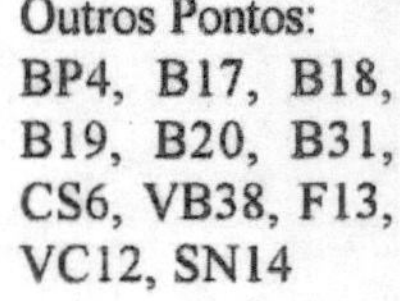

Outros Pontos:
BP4, B17, B18, B19, B20, B31, CS6, VB38, F13, VC12, SN14

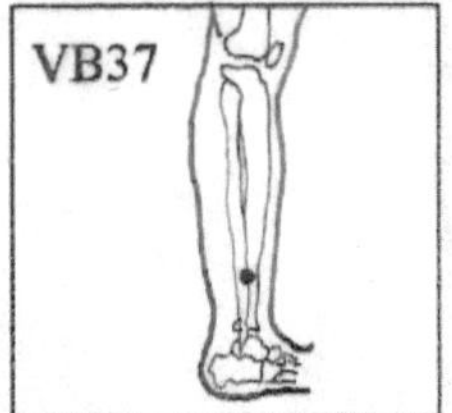

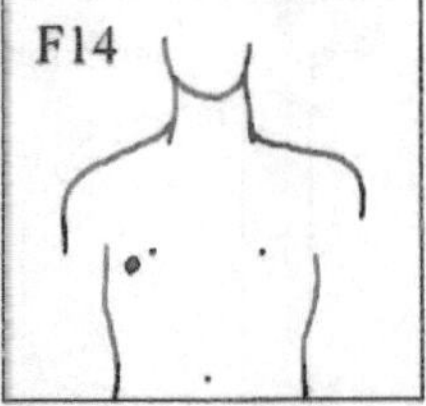

IMPOTÊNCIA

Caracteriza-se pela incapacidade do homem em manter uma atividade sexual, seja por falta de desejo para o sexo, seja pela impossibilidade de manter a ereção.

CONDUTA

1 - Nos casos de ejaculação precoce, fazer o seguinte exercício:

- Em pé, com as pernas um pouco afastadas, projetar a pelve para frente e contrair os músculos glúteos por 30 a 40 vezes. Praticar diariamente ao levantar.

- Apertar fortemente a ponta do pênis em ereção, de 10 a 20 vezes antes do ato sexual.

2 – CHÁS

Catuaba, algodoeiro, marapuana e limão.

3 – REPROGRAMAÇÃO MENTAL

Vivo plenamente e com amor a minha sexualidade. Estou livre de qualquer culpa, mágoa ou raiva. Eu me liberto do passado com amor.

4 - DO-IN

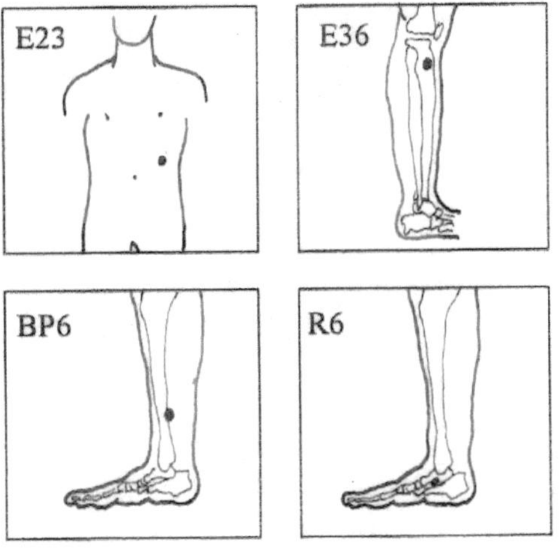

Outros Pontos:
E30, ID14, B22, R2, R3, R4, R10

INDIGESTÃO

É a parada do processo de digestão, com a sensação de abdome estufado e mal-estar e a conseqüente expulsão de alimentos inteiros sob a forma de vômitos ou diarréia.

CONDUTA

1 - CHÁS
Boldo-do-chile, losna, badiana, alfavaca, louro.

2 - REPROGRAMAÇÃO MENTAL
Eu aceito e assimilo todas as novas idéias e experiências da vida. Isto me traz felicidade e sabedoria.

3 - DO-IN

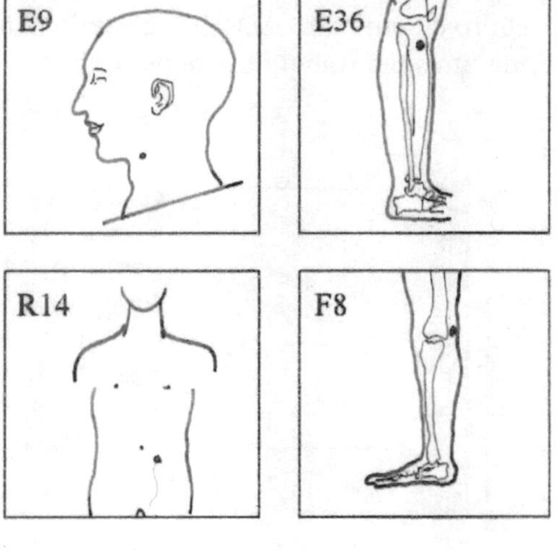

Outros Pontos:
E21, E22, E45,
B21, R20, F4

INSÔNIA

É a dificuldade ou mesmo a impossibilidade de dormir; na grande maioria dos casos, de origem emocional por ansiedade, estresse, medo ou tensão.

CONDUTA

1 - CHÁS
Mulungu, maracujá, poejo, língua-de-vaca.

2 - Molhar as pernas (do joelho para baixo) com água fria (pode usar o chuveirinho), por três minutos, antes de deitar-se.

3 - O exercício respiratório indicado para a ansiedade produz ótimos resultados.

4 - Deve ser identificada a causa da insônia e procedido o tratamento específico.

5 - REPROGRAMAÇÃO MENTAL
Sou calmo, seguro e confiante. Acredito e aceito naturalmente o fluxo da vida. Tenho um sono tranqüilo e bons sonhos.

6 - DO-IN

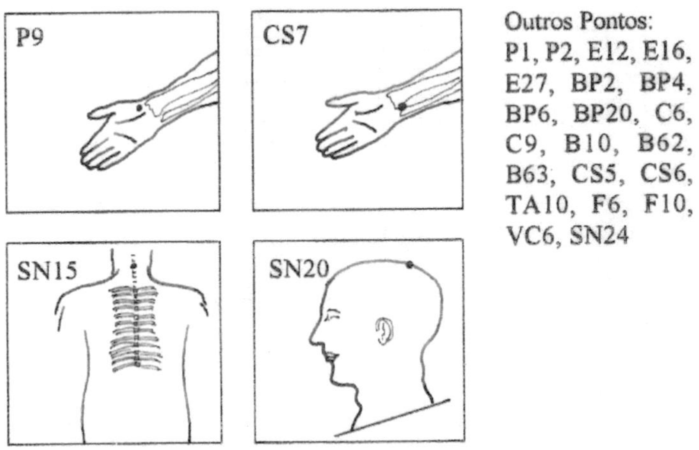

MAU HÁLITO

É o odor desagradável exalado pela boca ao respirar. Pode ser de origem digestiva, respiratória ou metabólica, como por exemplo, a diabete. As cáries dentárias, as gengivites, as amigdalites e sinusites também são causas freqüentes do mau hálito. Deve-se fazer o diagnóstico preciso para tratá-lo corretamente.

CONDUTA

1 - Quando for de origem digestiva, a alimentação terá papel importante para a solução do problema. Reduzir o consumo de açúcar e féculas. Eliminar balas e chicletes. Não tomar líquidos durante as refeições. Tomar suco de tomate em jejum e comer salada de agrião.

2 - Fazer boa higiene bucal, escovando os dentes corretamente. Fazer bochechos de água com suco de limão.

3 - CHÁS

Alcachofra, alecrim, angélica, cidrão, eucalipto, funcho, melissa, hortelã.

4 - REPROGRAMAÇÃO MENTAL

Estou livre de qualquer culpa, mágoa ou raiva. Liberto-me do passado com amor e aceito o futuro com confiança.

5 - DO-IN

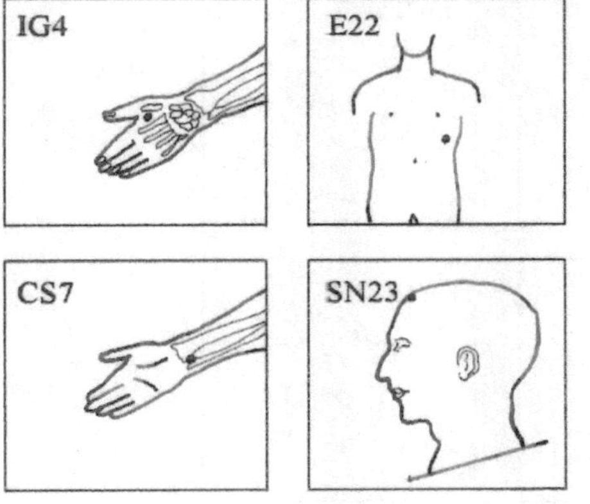

Outros Pontos:
IG2, C9, CS8, SN24, SN28

MENOPAUSA

É o período em que termina a menstruação, normalmente entre os 40 e os 50 anos. É um processo fisiológico, e pode não haver manifestação de nenhum sintoma. Em alguns casos, a mulher pode sentir fogachos, que são as ondas de calor, dores de cabeça, irritabilidade e palpitação.

CONDUTA

1 - Uma atitude mental positiva, com definição de objetivos de vida, autovalorização e aceitação deste processo natural, ajuda fortemente a superar esta fase da mulher.

2 - CHÁS

Camomila, hipérico, hortelã, madressilva, mil-folhas, valeriana.

3 - REPROGRAMAÇÃO MENTAL

Sou mulher. Eu me aceito e me amo como mulher. Vivo com plenitude e amor a minha sexualidade.

4 - DO-IN

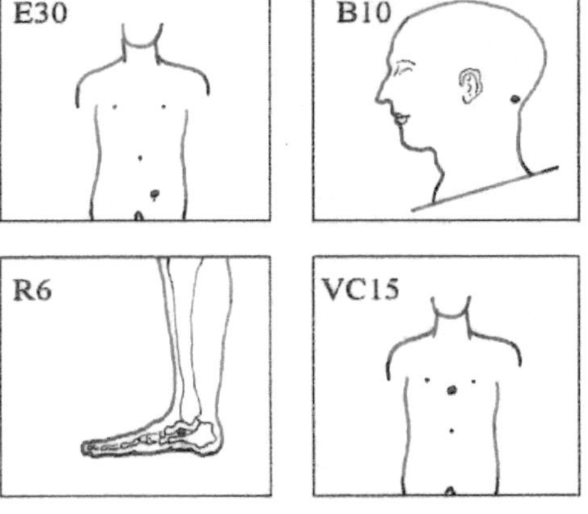

MENSTRUAÇÃO IRREGULAR

São as desordens que ocorrem com a alteração do fluxo menstrual por diminuição ou excesso, atraso ou adiantamento da menstruação.

CONDUTA

1 - CHÁS

Agoniada, fedegoso, cavalinha, alfazema, manacá, salsa.

2 - REPROGRAMAÇÃO MENTAL

Sou mulher. Eu me aceito e me amo como mulher. Vivo com plenitude e amor a minha sexualidade.

3 - DO-IN

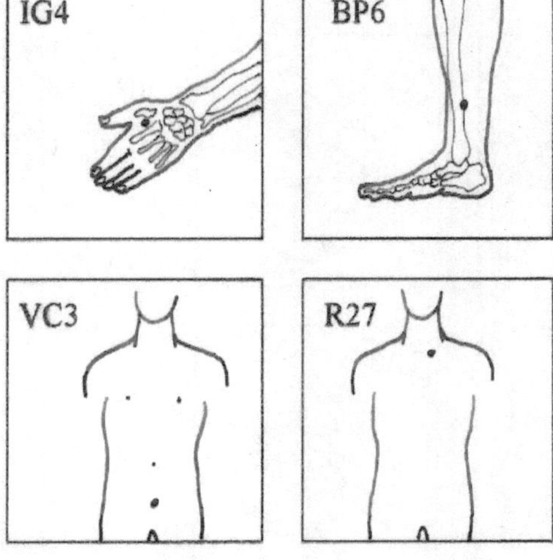

Outros Pontos: IG11, E18, BP1, BP10, ID8, B18, B62, VB29, VB33, F3, F5, F8, VC1, VC2, VC4, VC6

NEVRALGIA DO TRIGÊMEO

É a dor que incide no trajeto do nervo trigêmeo, na face, normalmente intensa, latejante e ardente.

CONDUTA

1 - Para uso local pode-se fazer fricção com metade de um limão ou metade de um dente de alho.

2 - CHÁS

Camomila, freixo, serpilho, nogueira.

3 - REPROGRAMAÇÃO MENTAL

Estou livre de qualquer culpa. Eu me amo e me aceito. Aceito com amor e sabedoria o fluxo da vida.

4 - DO-IN

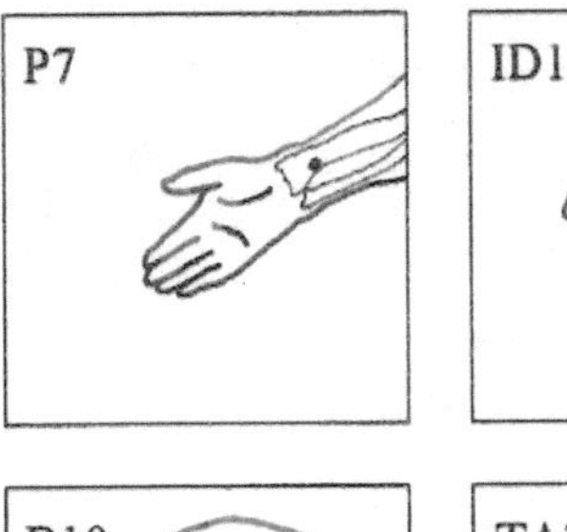

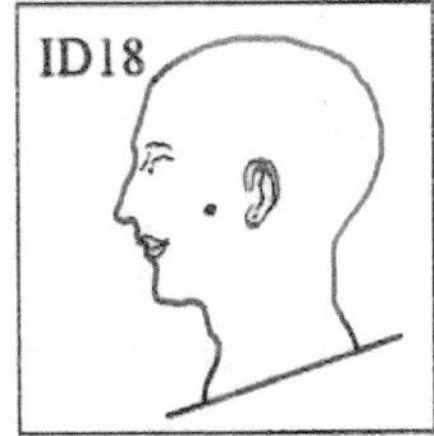

Outros Pontos:
IG9, E3, E4, E7, ID4

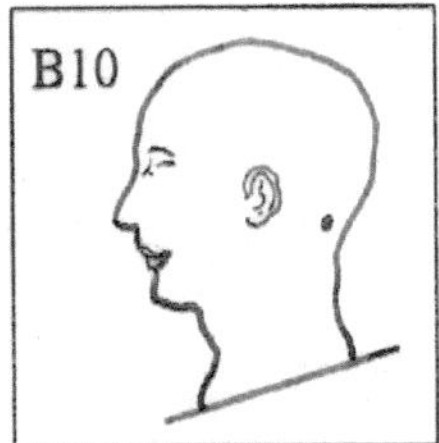

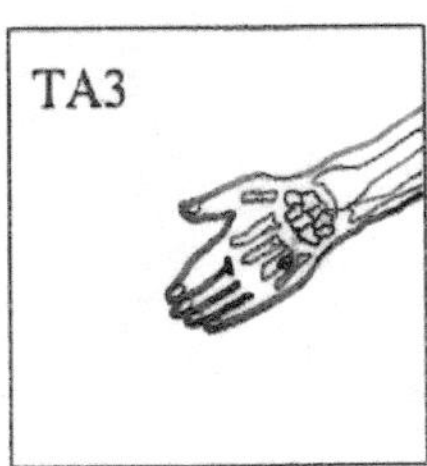

OTITE

É a inflamação do canal auditivo que provoca dor e edema, podendo apresentar ainda secreção catarral, devido à infecção bacteriana.

CONDUTA

1 - Para evitar que penetre água nos ouvidos durante os banhos, na praia ou na piscina, pode-se usar uma bolinha de algodão embebido em óleo de amêndoa ou os protetores indicados para natação.

2 - Não se deve colocar nada frio ou gelado no ouvido.Ao usar cotonetes, passar somente nas orelhas e não colocar dentro do canal auditivo.

3 - Nas otites, aquecer numa colher algumas gotas de óleo de oliva, embeber um algodão e colocar no ouvido afetado.

4 - Nos casos de otite crônica com secreção purulenta há necessidade de se fazer a cultura para identificar o agente causador e preparar o nosódio específico. Este procedimento deve ser feito sob controle de médico homeopata.

5 - REPROGRAMAÇÃO MENTAL

Ouço com amor e aprendo em harmonia.

6 - DO-IN

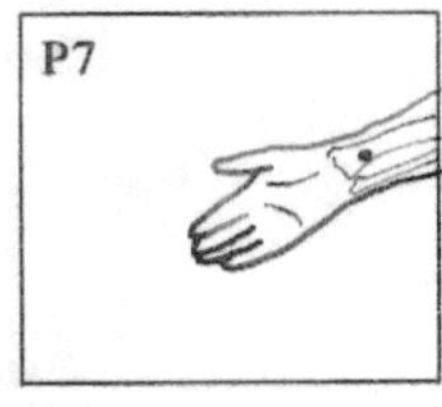

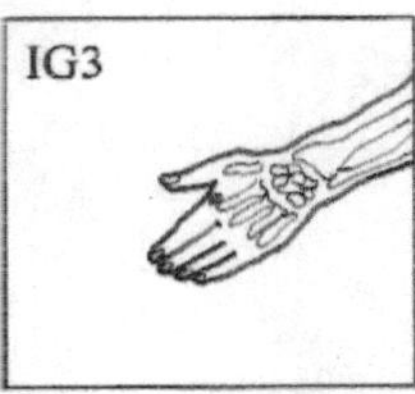

Outros Pontos:
IG2, IG4, B19, TA1

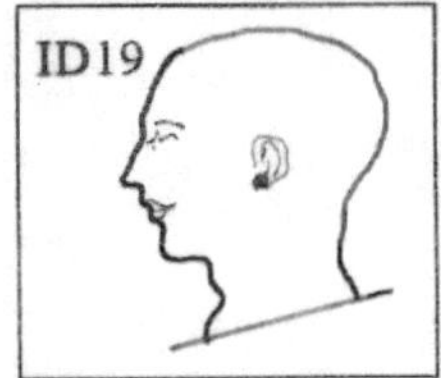

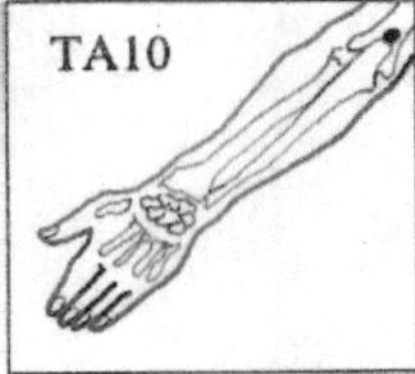

PALPITAÇÃO

É a aceleração dos batimentos cardíacos, que a pessoa sente como um desconforto e percepção física do batimento do coração.

CONDUTA

1 - CHÁS
Alecrim, erva-cidreira, sete-sangrias, hortelã.

2 - REPROGRAMAÇÃO MENTAL
Meu coração bate com alegria no ritmo da vida e do amor.

3 - DO-IN

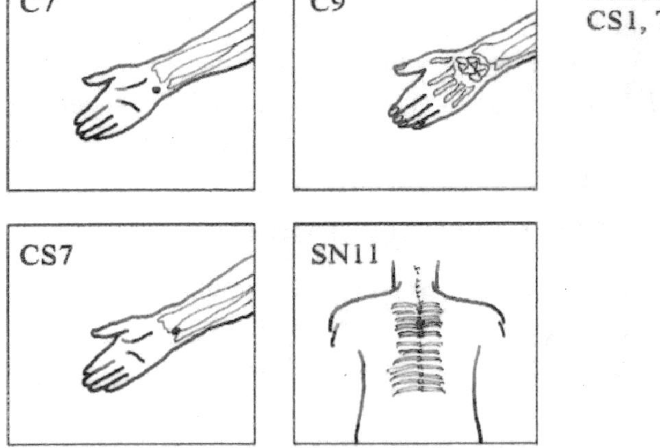

PICADAS DE INSETOS

As picadas de insetos, principalmente mosquitos, aranhas e abelhas, provocam sintomas locais como prurido, ardência, queimação e edema.

CONDUTA

1 - APLICAÇÕES LOCAIS
- Solução com uma colher de chá de bicarbonato em quatro colheres de sopa de água.
- Solução com uma colher de café de sal e uma colher de sopa de vinagre.
- Espremer a casca de limão e esfregar o sumo sobre o local afetado.
- Tintura de Plumeria.

2 - DO-IN

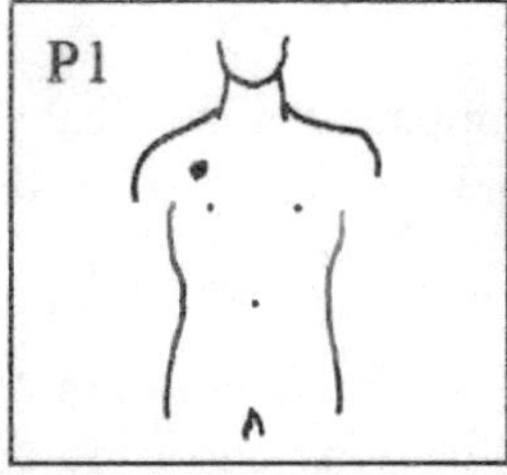

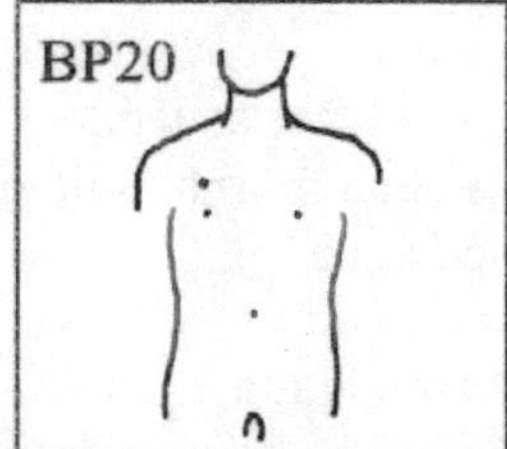

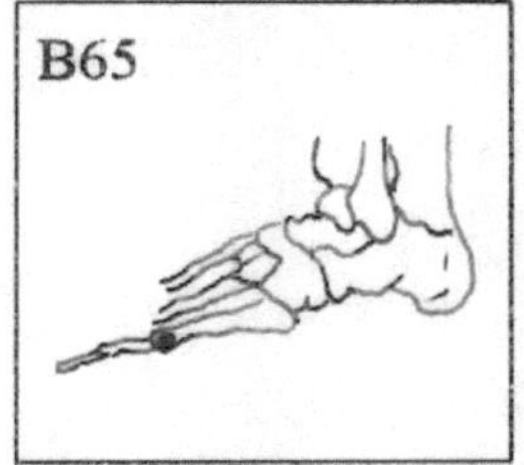

PIOLHO

É um parasita que pode provocar infestação nos cabelos, causando prurido. Pelo ato de coçar o indivíduo produz irritação e lesões no couro cabeludo. As lêndeas (ovos) se fixam nos fios de cabelos e levam em torno de sete dias para descascar os novos parasitas.

CONDUTA

1 - Manter os hábitos de higiene diários.

2 - Preparar um chá de arruda com 20 gramas da planta para cada litro de água. Usar para lavar a cabeça diariamente até o desaparecimento de todos os parasitas.

3 - Pode ser usado também o chá de vassourinha preparado com toda a planta, caule e raiz. Aplica-se da mesma forma que a arruda.

4 - Para amolecer as lêndeas e limpar os fios de cabelo, pode-se lavá-los com água morna, adicionando- se uma colher de vinagre para cada litro de água.

5 - Na homeopatia encontra-se medicamento com excelentes resultados terapêuticos e preventivos para os casos de freqüentes reinfestações.

PRESSÃO ALTA

É o aumento da pressão arterial sistêmica provocada por uma variedade de causas, muitas vezes de difícil identificação. Pode permanecer assintomática por tempo indeterminado ou provocar sintomas como a insônia, taquicardia ou dores de cabeça em geral, com sensação de pressão na nuca.

CONDUTA

1 - É recomendada a moderação no uso do sal na alimentação. Uma dieta mais Yin é importante para a normalização da pressão. Livros sobre Macrobiótica ou alimentação natural oferecem as orientações necessárias sobre as propriedades destes alimentos.

2 - Dieta com pouco ovo, rica em alimentos crus, frutas e legumes.Diminuir o uso de carne, leite e derivados. Eliminar o uso de produtos com aditivos químicos, bebidas alcoólicas e fumo.

3 - CHÁS

Folha-do-abacateiro, assa-peixe, folha-de-chuchu, sete-sangrias, folha-de-cana-de-açúcar. Pode-se, também, ralar o chuchu e preparar o chá.

4 - REPROGRAMAÇÃO MENTAL

Aceito plenamente o fluxo da vida. Estou livre de qualquer culpa, mágoa ou raiva. Liberto-me do passado e vivo com amor o presente.

5 - DO-IN

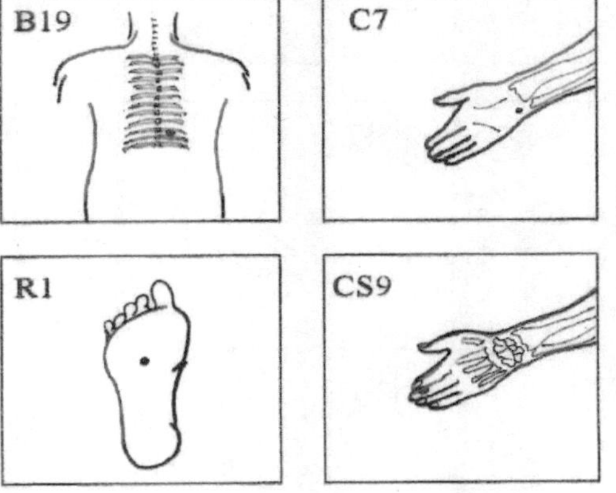

PRESSÃO BAIXA

É a diminuição da pressão arterial provocando a sensação de fraqueza, sonolência e dificuldade para concentrar a atenção.

CONDUTA

1 - Alimentos mais salgados e picantes, ou seja, uma dieta mais Yang ajuda a aumentar a pressão.

2 - CHÁS

Fedegoso.

3 - REPROGRAMAÇÃO MENTAL
Eu me amo e me aceito. Tenho tudo o que quero e preciso. Hoje é o dia mais feliz da minha vida.

4 - DO-IN

Os pontos devem ser estimulados vigorosamente.

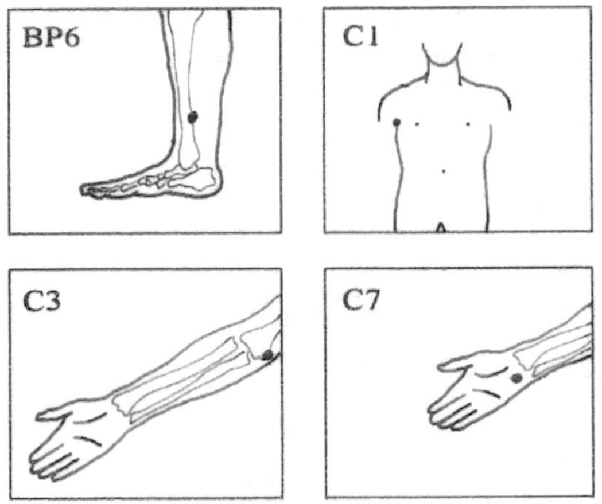

PRISÃO DE VENTRE

É o mau funcionamento dos intestinos, com dificuldade de evacuação, fezes ressequidas, normalmente acompanhadas de flatulência e desejos inúteis de evacuar.

CONDUTA

1 - Equilibrar a alimentação e usar mais produtos fibrosos como vegetais folhosos, verduras cruas. Evitar o excesso de proteínas animais.

2 - Ingerir a quantidade de água necessária para o bom funcionamento do organismo: 2,0 a 2,5 litros de água por dia, tomada em pequenas quantidades.

3 - CHÁS

Cipó-mil-homens, fedegoso, mamona, alcaçuz, bardana, pinhão-do-paraguai, manacá.

4 - REPROGRAMAÇÃO MENTAL

Aceito e assimilo todas as novas idéias e experiências da vida. Isto me traz felicidade e sabedoria.

5 - DO-IN

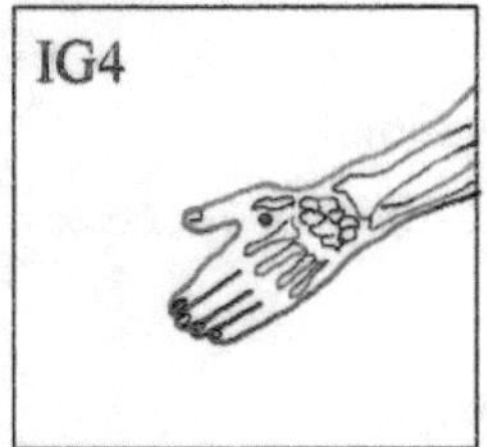

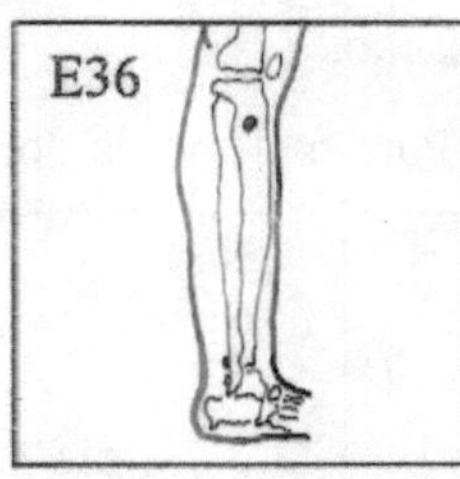

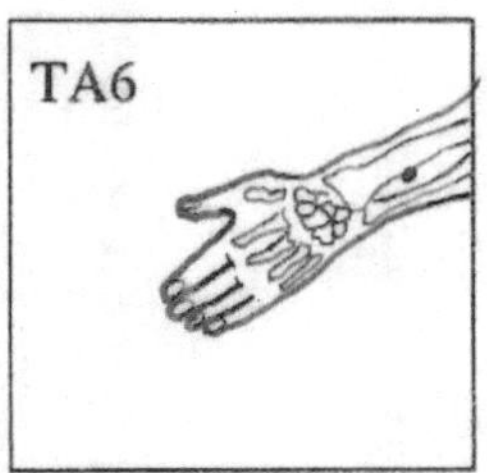

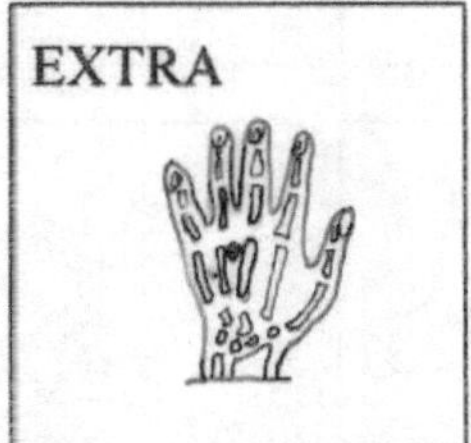

Outros Pontos:
IG1, IG2, E27, B3, B5, B15, B46, R3, R4, R16, TA21, VB13, VC8, VC12

QUEIMADURA

É a lesão provocada pelo calor, seja fogo, líquido ou objeto quente, e até mesmo pelo sol. Pode ser classificada como queimadura de 1° grau, quando há somente vermelhidão na pele e calor local. De 2° grau, quando provoca a formação de bolhas e dor de intensidade variada. Os casos mais graves em que há o comprometimento de tecido subcutâneo são classificados como queimaduras de 3° grau. Estes casos necessitam de tratamento especializado e, dependendo da extensão da área atingida e da profundidade das lesões, podem levar de forma irreversível à morte.

CONDUTA

1 - Evite colocar de imediato qualquer coisa fria sobre a área queimada; pelo contrário, aproxime-a da fonte de calor e mantenha ali por uns dois a três minutos. Num primeiro momento pode acentuar a dor, mas vai aliviar em seguida e, principalmente, vai prevenir a formação de bolhas, conseqüência freqüente das queimaduras.

2 - Passada a fase inicial, de uma hora aproximadamente, coloque sobre a área queimada uma gaze (ou um pano limpo) embebido em óleo vegetal.

3 - A pomada de calêndula produz bons resultados no processo de cicatrização.

4 - **DO-IN** - Para o alívio da dor eventual.

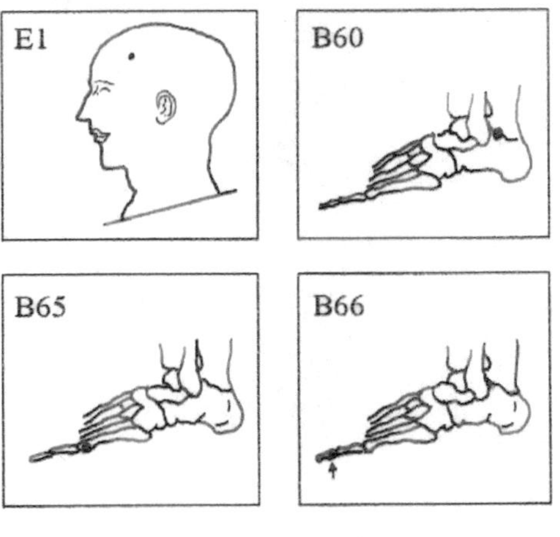

Outros Pontos:
R2, R14, VC6, SN4

RESSACA

São os sintomas que se manifestam após a ingestão excessiva de bebida alcoólica, como náuseas, cefaléia, tontura, zumbido nos ouvidos e mal-estar geral.

CONDUTA

1 - Naturalmente a recomendação é evitar o procedimento de beber em excesso, por todas as conseqüências e pela própria irracionalidade dessa conduta.

2 - CHÁS

Boldo, chapéu-de-couro, salsa.

3 - Segurar os cabelos da região parietal (lados da cabeça) e puxá-los com firmeza, para massagear os pontos desta área.

4 - DO-IN

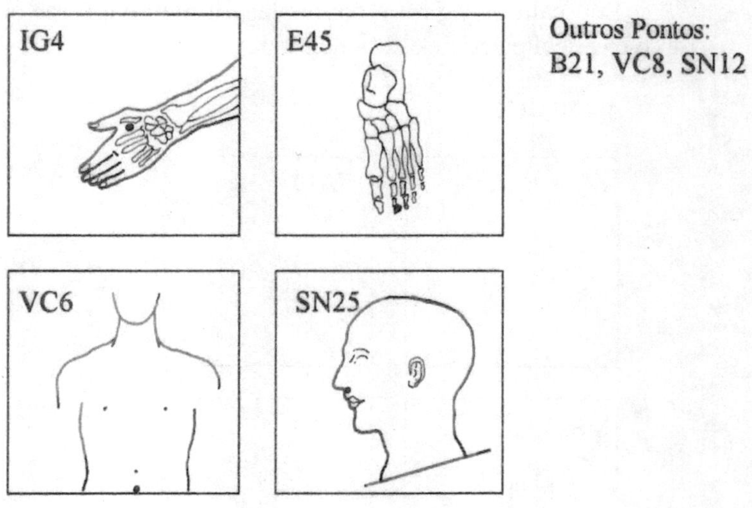

Outros Pontos:
B21, VC8, SN12

REUMATISMO

É a inflamação dolorosa das articulações, crônica ou aguda, podendo se acompanhar de edema e febre. Manifesta-se com dores mais ou menos intensas em pequenas ou grandes articulações e às vezes passando de uma para outra região.

CONDUTA

1 - CHÁS
Erva-cidreira, cinco-folhas, eucalipto, catinga-de-mulata, caroba, cordão-de-frade, artemísia, aroeira, erva-de-cobre, camomila-romana.

2 - Preparar uma solução: 30 gramas da raiz de Taiuiá em um litro de álcool 96 graus. Deixar curtir por três dias. Aplicar uma flanela embebida na solução sobre a região dolorida, por dez minutos, duas vezes ao dia.

3 - REPROGRAMAÇÃO MENTAL
Sou calmo, seguro e confiante. Eu me amo e me aceito. Sou flexível e aceito seguir o fluxo da vida.

4 - DO-IN

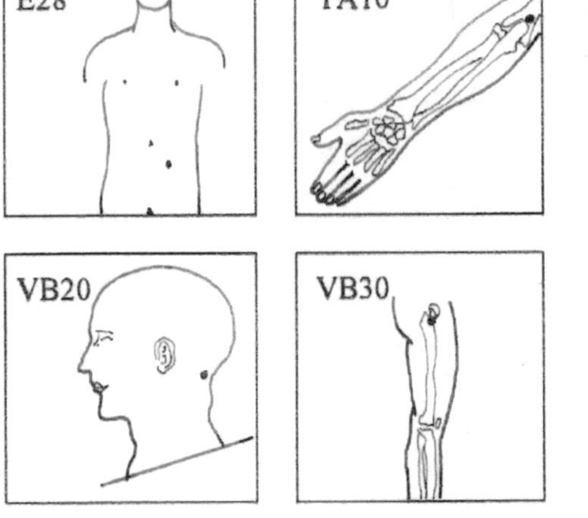

RINITE

É a inflamação da mucosa do nariz, freqüentemente de origem alérgica, com sensação de obstrução nasal, coriza, espirros e lacrimejamento.

CONDUTA

1 - O tratamento homeopático, sob controle médico, produz ótimos resultados, particularmente nos casos de rinite vasomotora.

2 - O banho alternado tem boa indicação nestes casos.

3 - REPROGRAMAÇÃO MENTAL
Eu sou livre. Estou livre de qualquer culpa, mágoa ou raiva.

4 - DO-IN

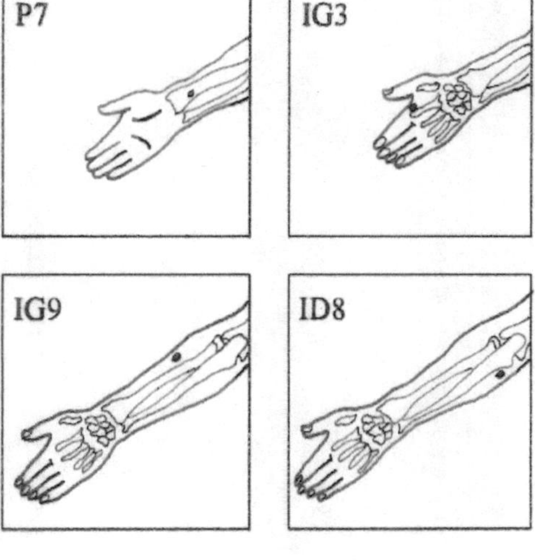

Outros Pontos:
P1, IG4, IG20, E45, B2, B10, B20, TA21, TA22

SARNA

É uma doença de pele causada pelo Sarcoptes Scabiei, um parasita que penetra sob a pele provocando intensa coceira e gerando escoriações pelo ato de coçar.

CONDUTA

1 - O chá de arruda, preparado com 20 gramas da planta para um litro de água, pode ser aplicado sobre a área afetada com um pano ou algodão embebido, duas vezes por dia, até o desaparecimento das lesões.

2 - O chá de vassourinha também pode ser usado da mesma forma que a arruda.

3 - O Bálsamo Alemão pode ser aplicado sobre a parte afetada.

SINUSITE

É a inflamação da mucosa que recobre as cavidades ósseas chamadas seios da face. De origem infecciosa, forma uma secreção catarral ou purulenta e provoca uma dor de cabeça frontal e na região maxilar.

CONDUTA

1 - O banho alternado dá bons resultados.

2 - O tratamento homeopático é de grande eficácia tanto no processo agudo quanto nos casos crônicos e particularmente nestes.

3 - REPROGRAMAÇÃO MENTAL

Vivo em paz e harmonia comigo mesmo. Aceito com amor a convivência com todos que me cercam.

4 - DO-IN

Normalmente com a massagem destes pontos se consegue o alívio dos sintomas, mas há necessidade do tratamento específico.

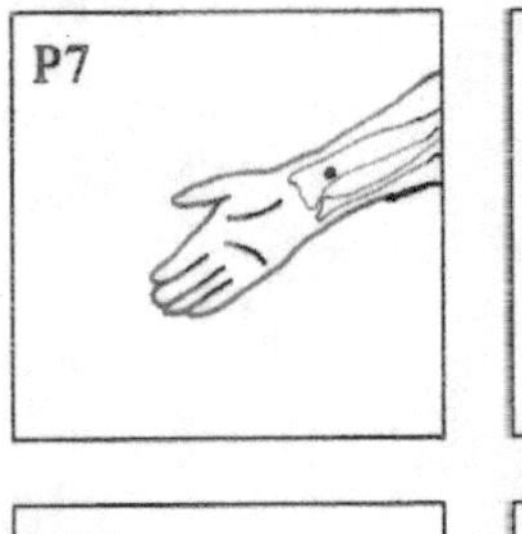

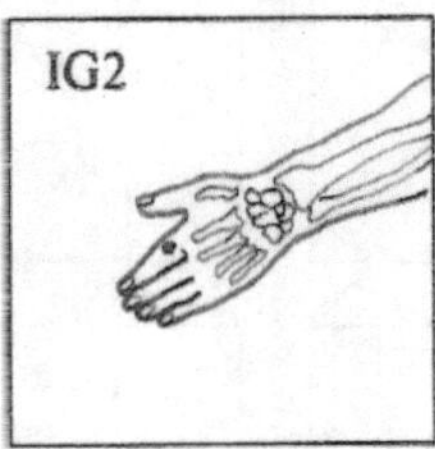

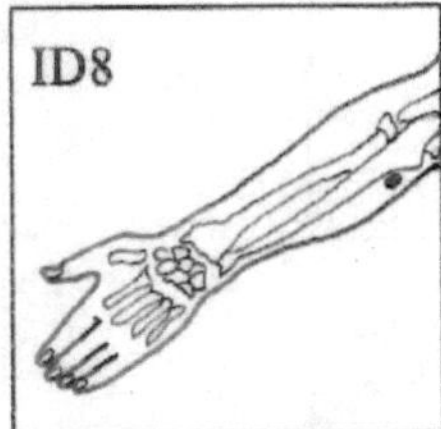

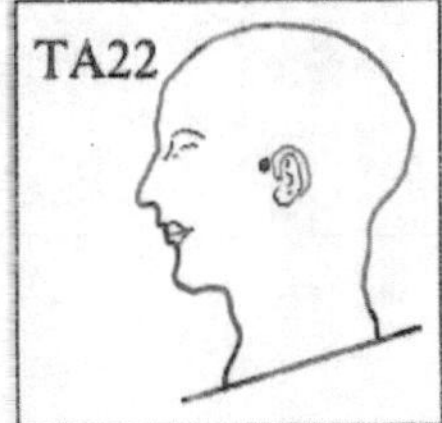

Outros Pontos:
P1, IG1, IG4,
IG20, E2, E45,
B2, B3, B9, SN23

SOLUÇO

É a contração espasmódica e rápida do diafragma que provoca um ruído característico.

CONDUTA

1 - Fechar os olhos e pressionar firme os globos oculares com ambos os indicadores.

2 - Inspirar lenta e profundamente, retendo o ar nos pulmões (conte de 1 a 7). Expirar lentamente. Repetir o exercício por três vezes.

3 – Tomar um copo de água (à temperatura ambiente) devagar, aos goles.

4 - **DO-IN**

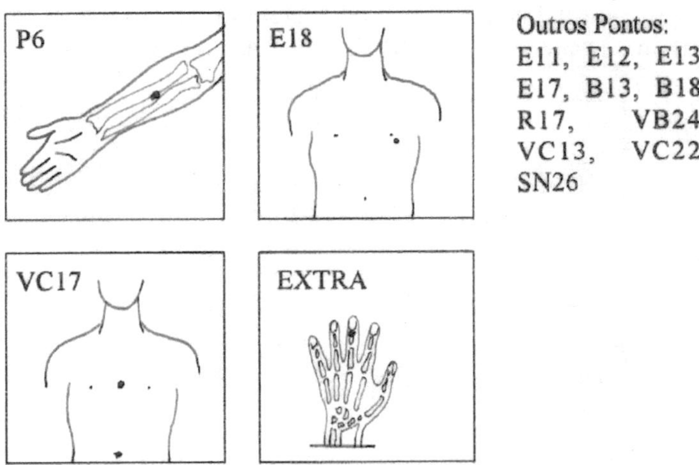

TONTURA

É a sensação de perda de equilíbrio ou de que as coisas ao seu redor estão girando. Podem aparecer náuseas e até vômitos. Este sintoma acompanha uma grande variedade de moléstias.

CONDUTA

1 - REPROGRAMAÇÃO MENTAL

Sou calmo, seguro e confiante.

2 - DO-IN

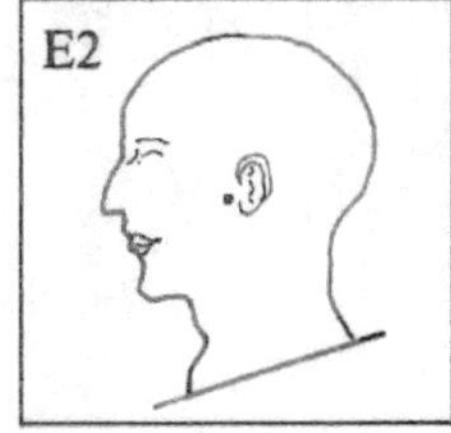

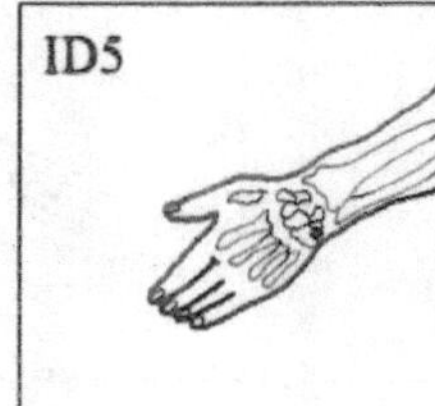

Outros Pontos:
B62, R52, VB11, VB17, VB19, VB43, SN18, SN21

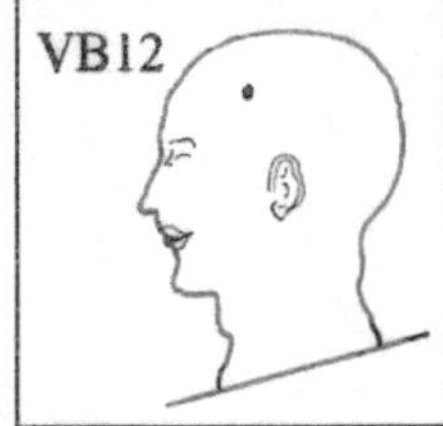

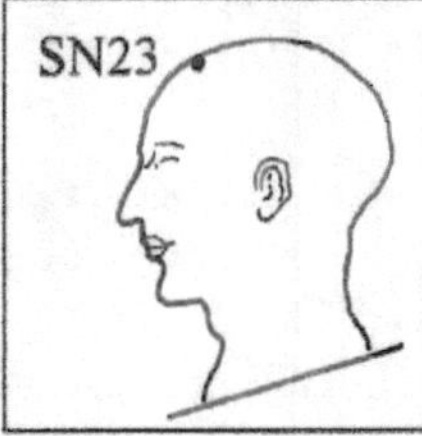

TORCICOLO

É a dor nos músculos do pescoço, normalmente de um só lado, deixando o pescoço duro, com dificuldade de movimentos.

CONDUTA

1 - Massagear a área dolorida, iniciando com leve pressão e aumentando progressivamente até tocar totalmente toda a musculatura afetada.

2 - DO-IN

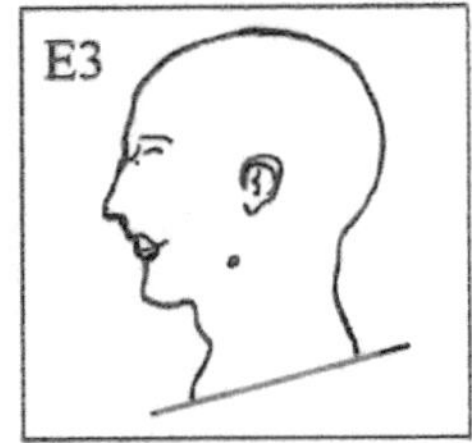

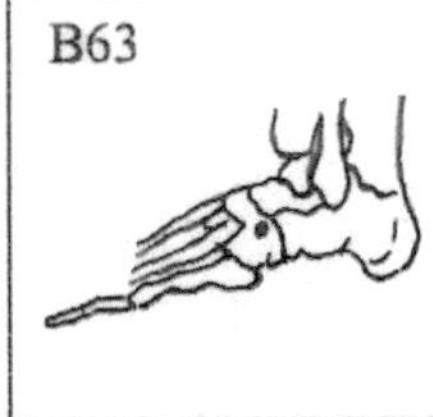

Outros Pontos:
E7, ID3, ID6, B2, B10, TA5, TA12, TA16, VB10, VB12, VB36, VC24, SN14

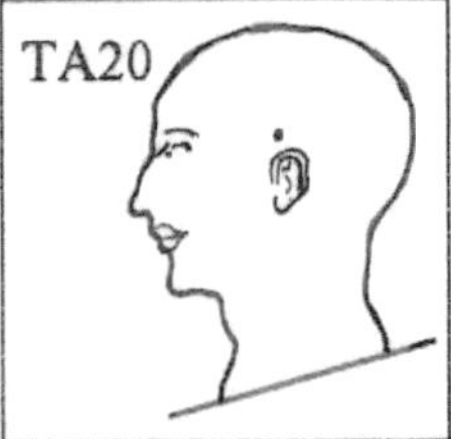

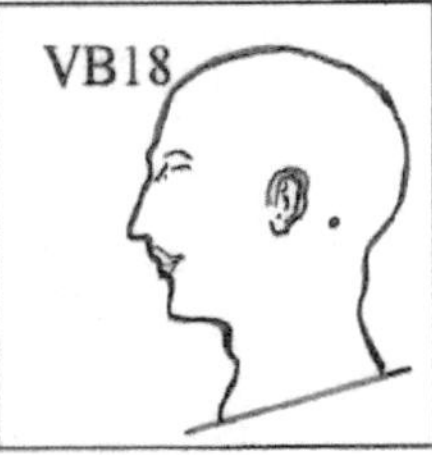

TOSSE

É um sintoma que pode estar ligado a uma variedade de moléstias.Deve ser tratada a causa básica da tosse de maneira específica.

CONDUTA

1 - CHÁS
Guaco, limão com mel, salva, vassoura, jatobá, agrião, avenca, cambuí.

2 - REPROGRAMAÇÃO MENTAL

Calma, que com calma tudo se resolve.

3 - DO-IN

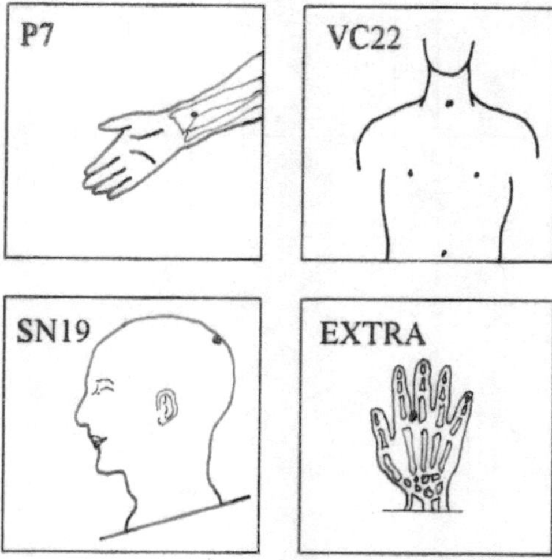

Outros Pontos:
P2, P3, P5, P8, P10, E16, E43, BP6, BP14, B38, B46, R25, R27, CS2, CS3, TA10, VB14, F14, VC16, VC20, SN13

ZUMBIDOS

É um ruído intermitente nos ouvidos que pode ser causado pela inflamação do ouvido médio ou pelo processo de calcificação (esclerose) das suas estruturas internas.

CONDUTA

1 - REPROGRAMAÇÃO MENTAL
Ouço com amor e aprendo em harmonia. Aceito com sabedoria e amor a minha voz interior.

2 - DO-IN

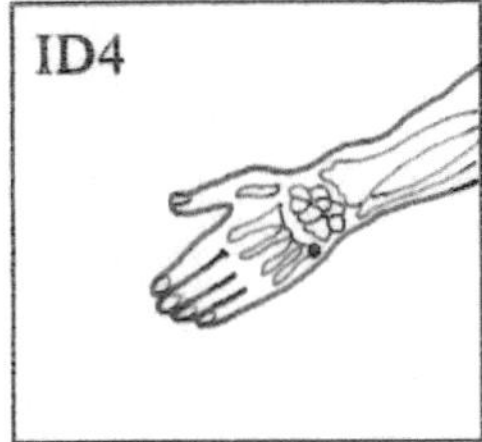

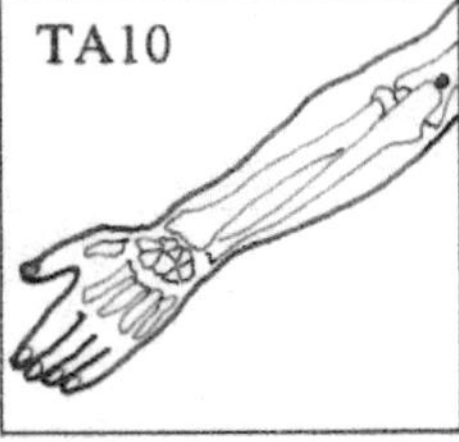

TERCEIRA PARTE

OS MAPAS DOS MERIDIANOS DO DO-IN

MERIDIANO DO PULMÃO

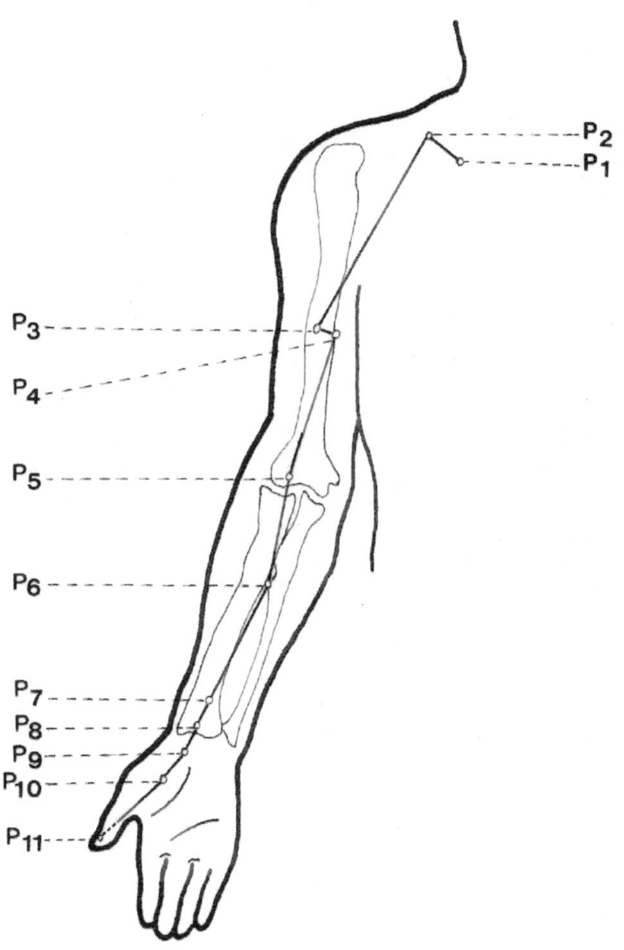

MERIDIANO DO INTESTINO GROSSO

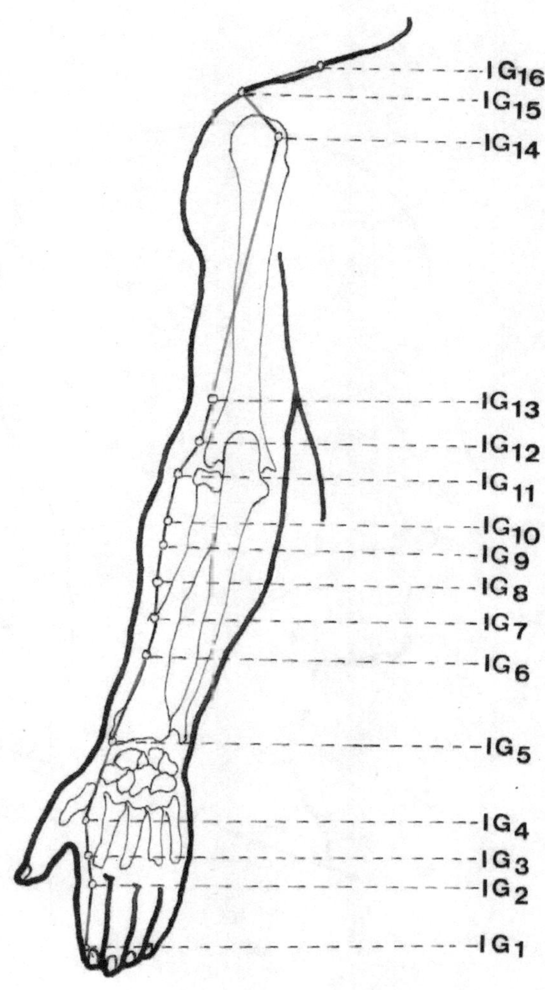

MERIDIANO DO INTESTINO GROSSO

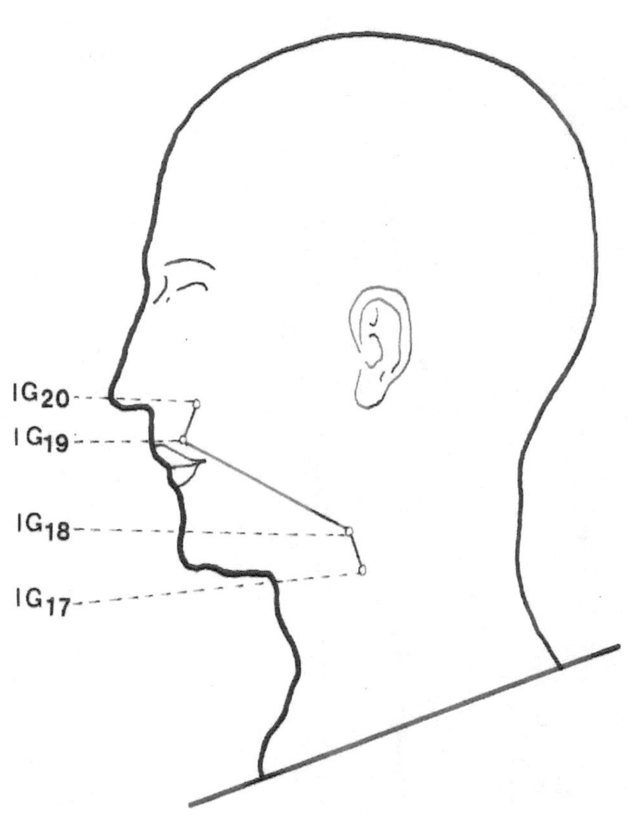

MERIDIANO DO ESTÔMAGO

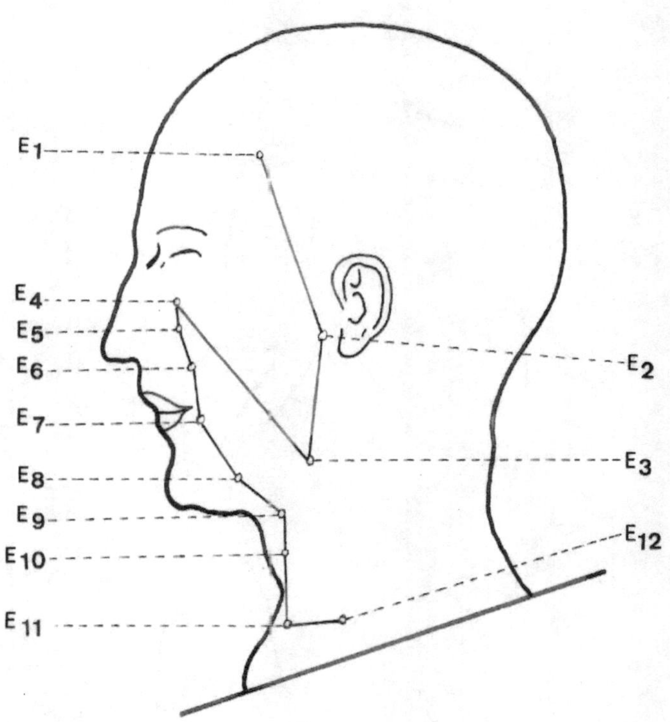

MERIDIANO DO ESTÔMAGO

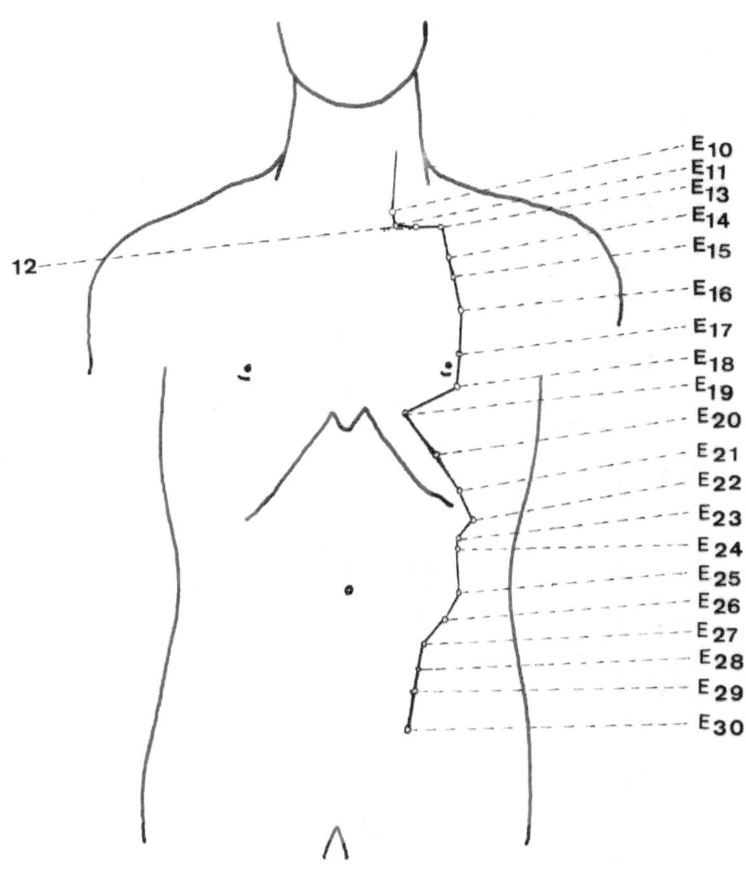

MERIDIANO DO ESTÔMAGO

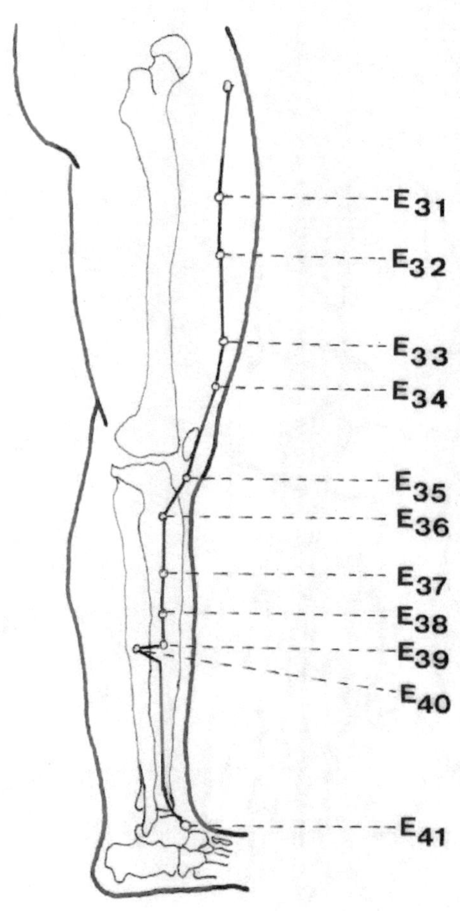

MERIDIANO DO ESTÔMAGO

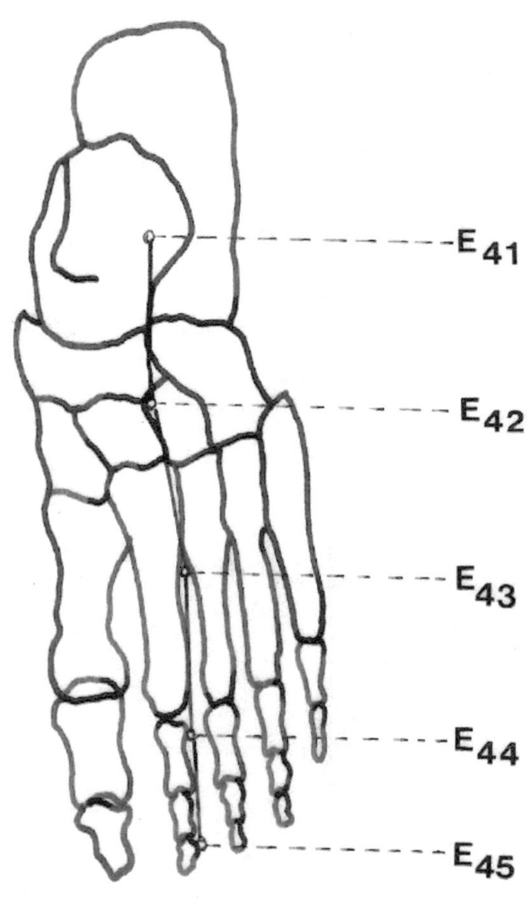

MERIDIANO DO BAÇO PÂNCREAS

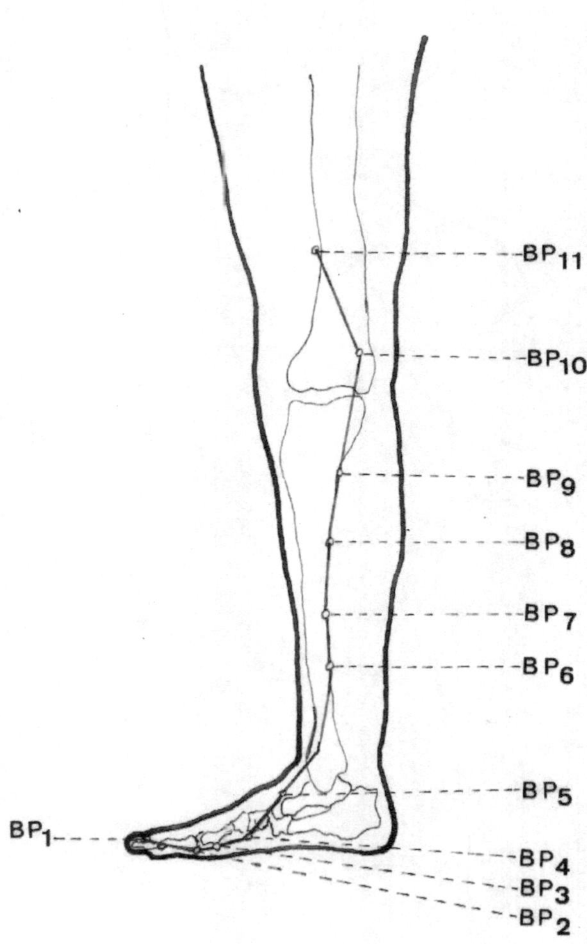

MERIDIANO DO BAÇO PÂNCREAS

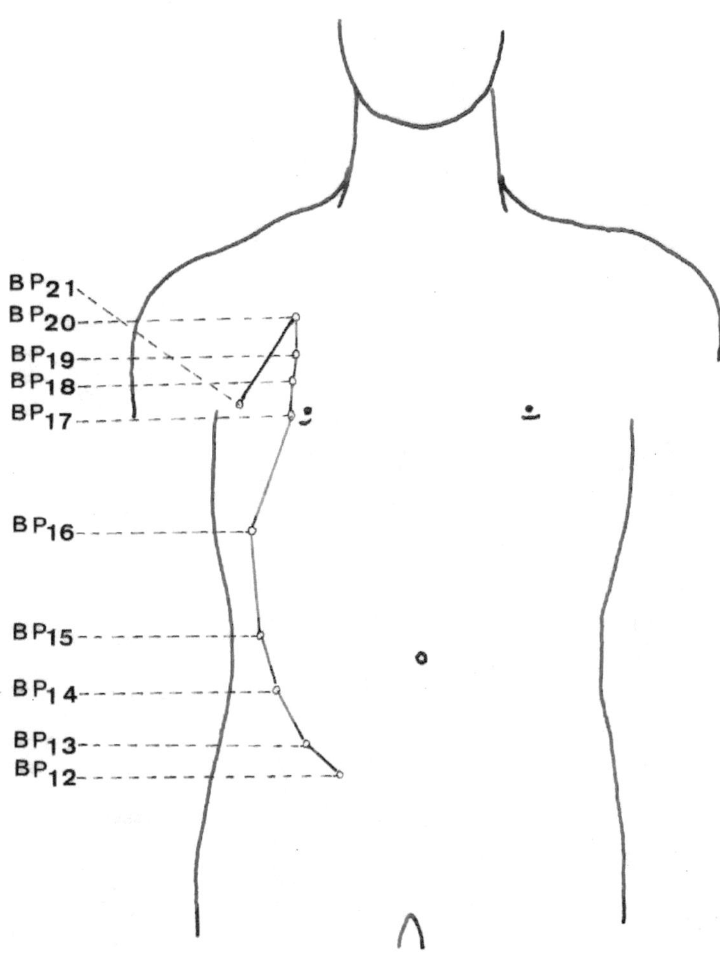

MERIDIANO DO CORAÇÃO

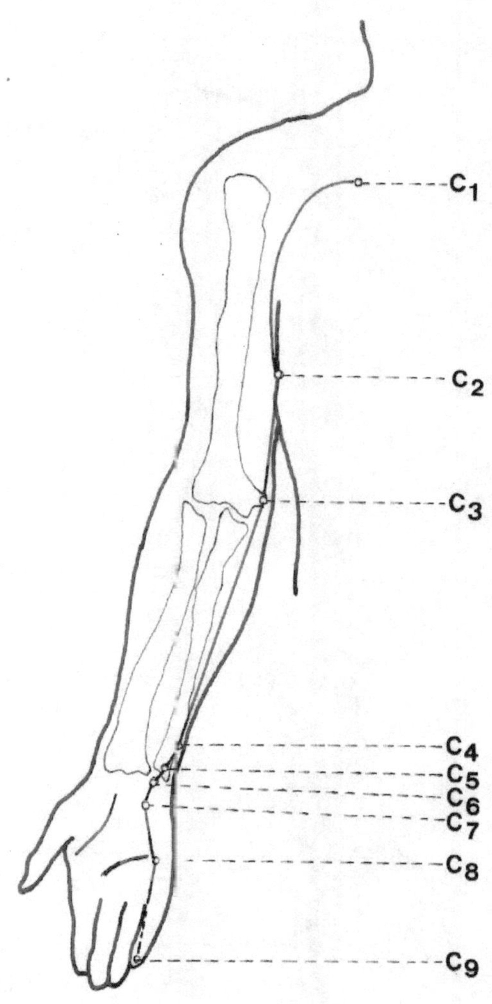

MERIDIANO DO INTESTINO DELGADO

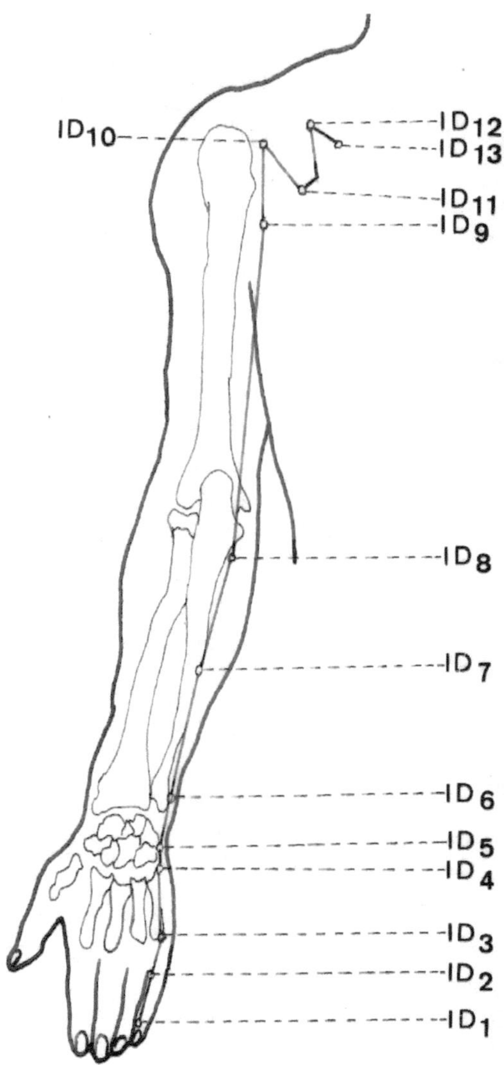

MERIDIANO DO INTESTINO DELGADO

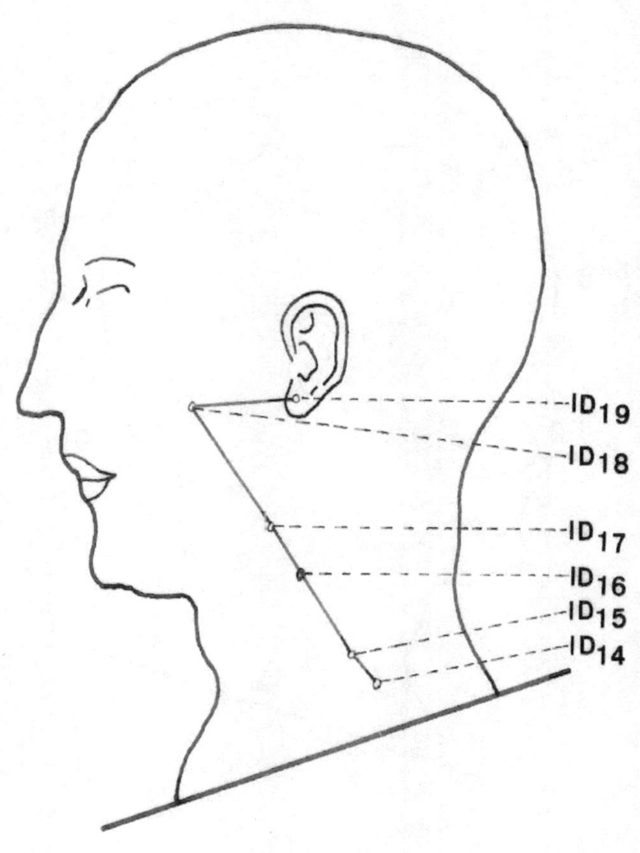

MERIDIANO DA BEXIGA

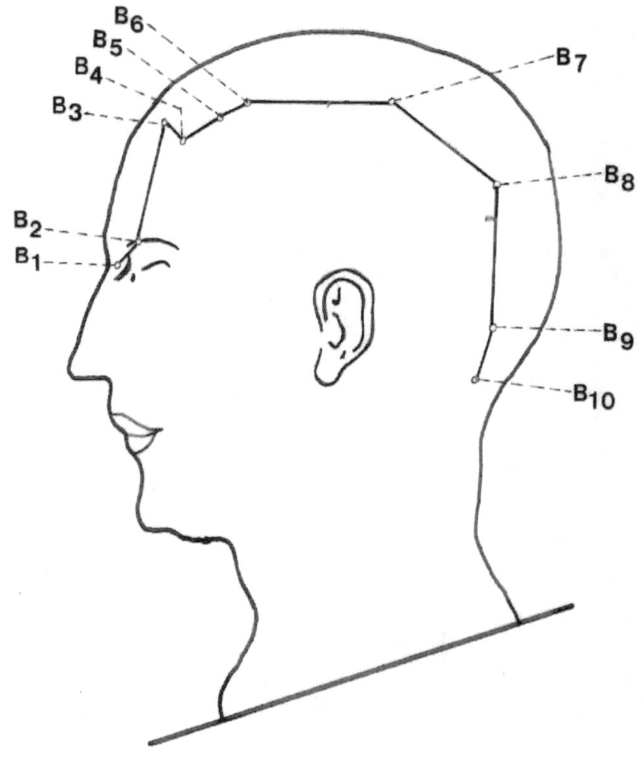

MERIDIANO DA BEXIGA

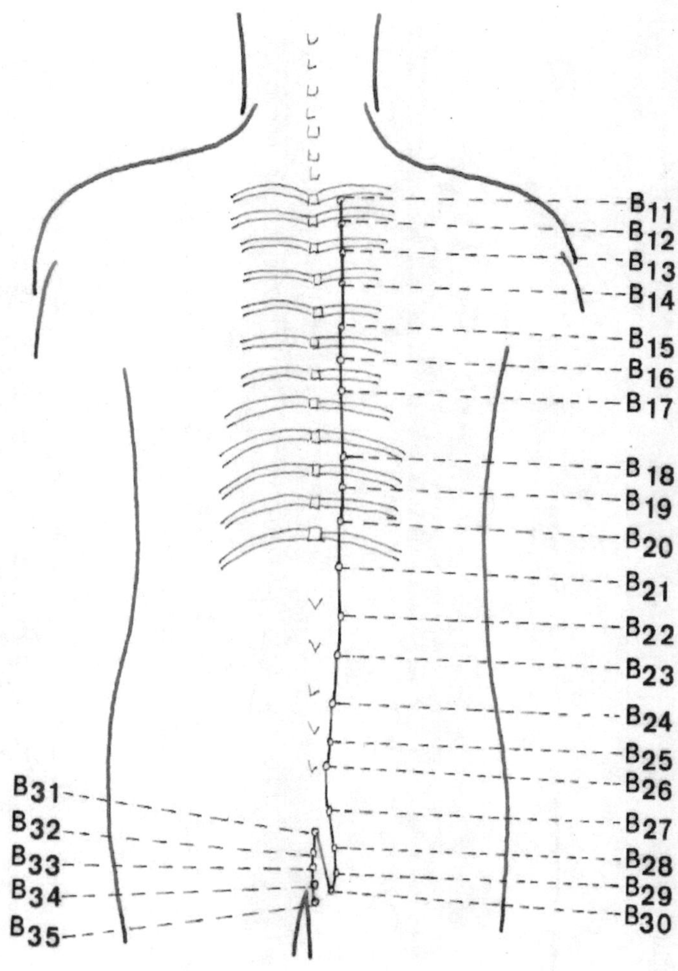

MERIDIANO DA BEXIGA

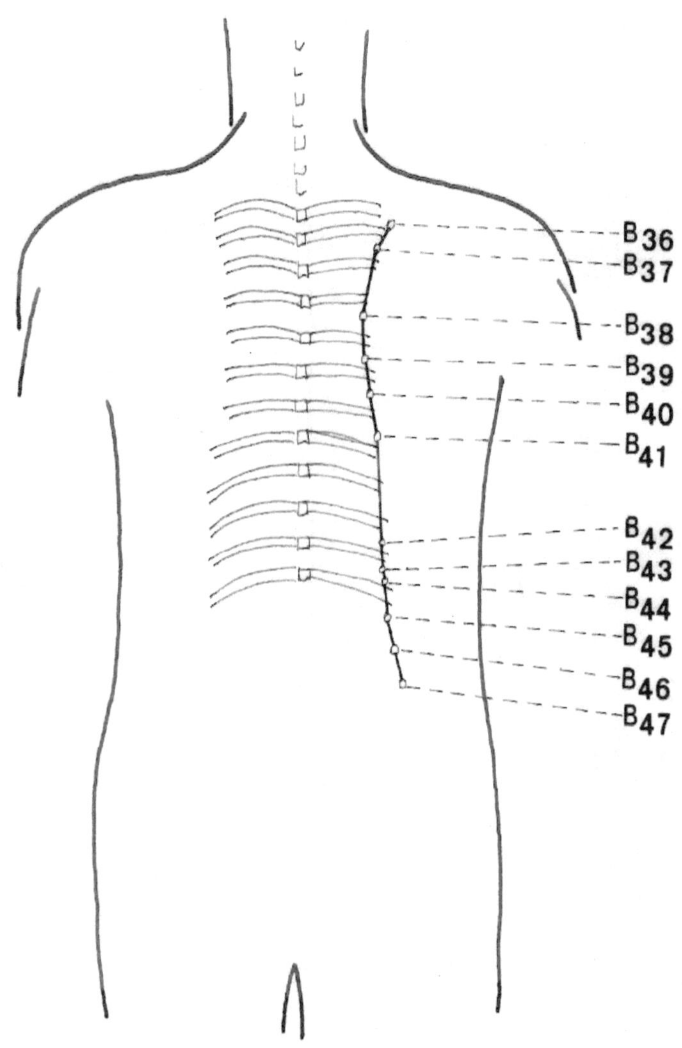

MERIDIANO DA BEXIGA

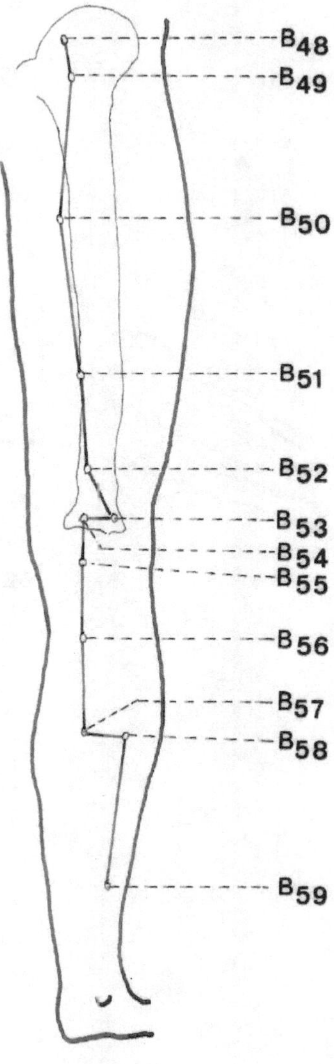

MERIDIANO DA BEXIGA

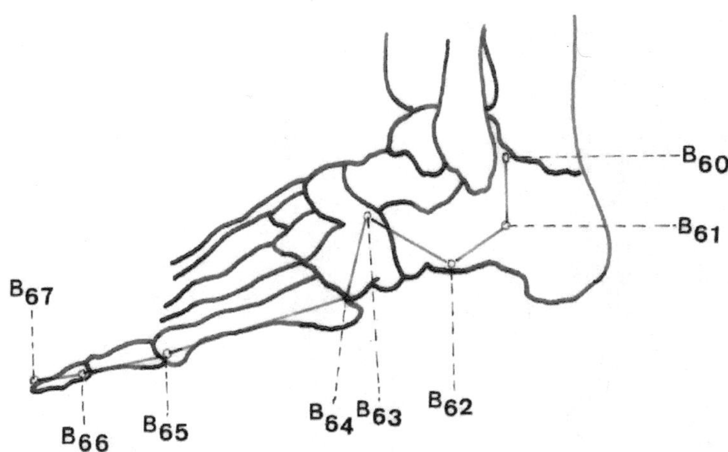

MERIDIANO DO RIM

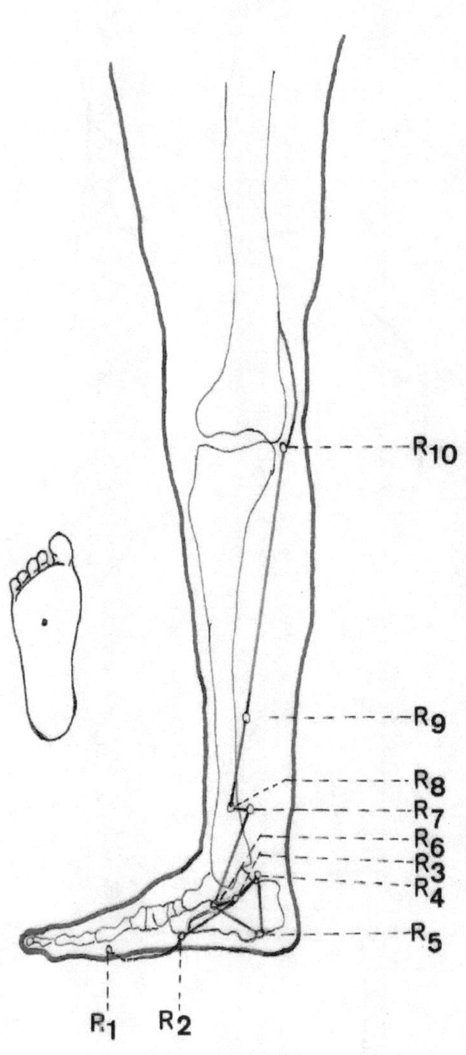

MERIDIANO DO RIM

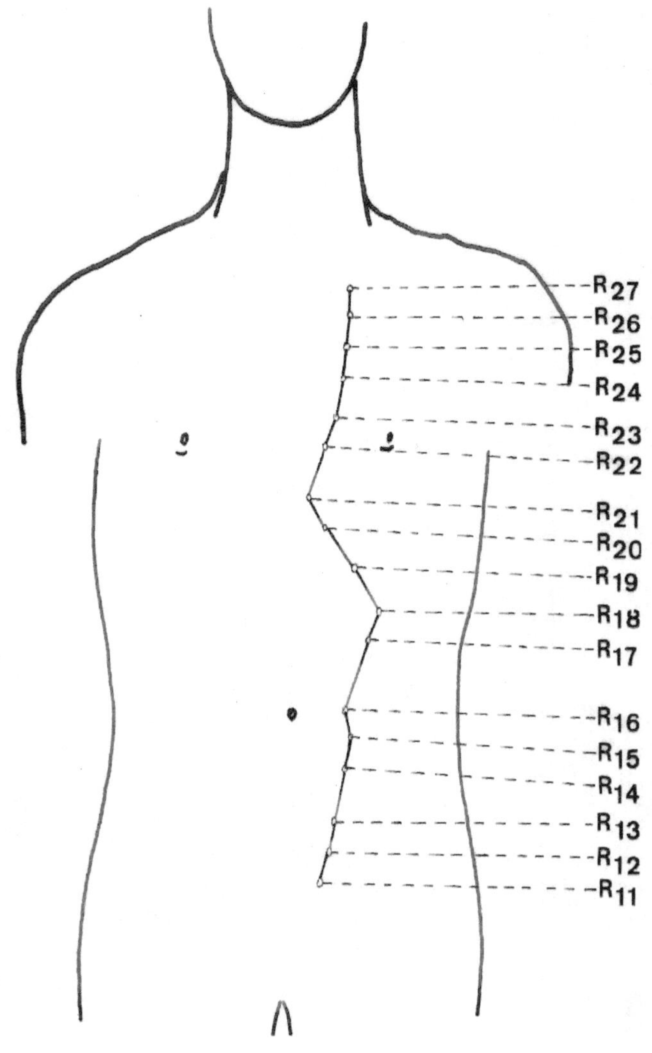

MERIDIANO DA CIRCULAÇÃO - SEXUALIDADE

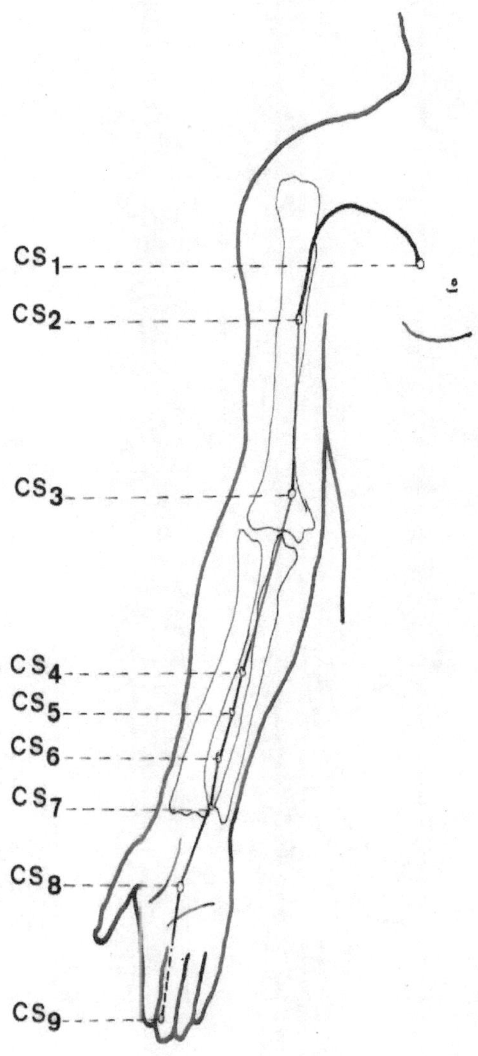

MERIDIANO DO TRIPLO AQUECEDOR

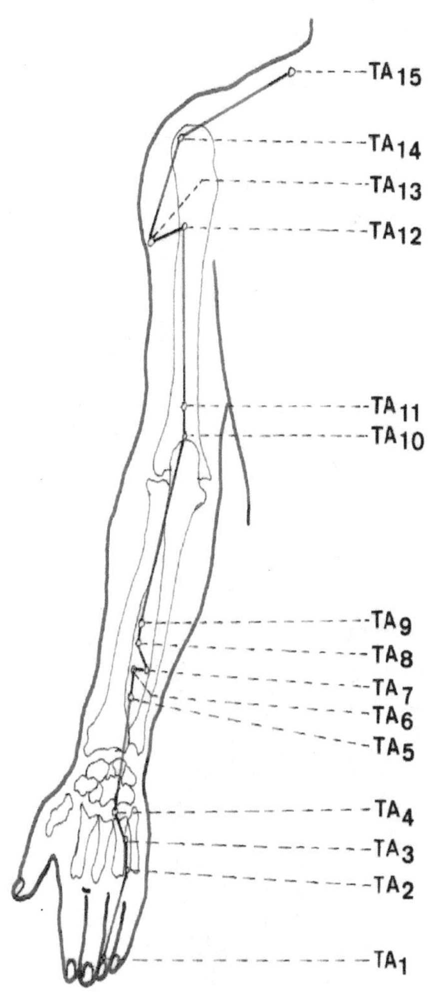

MERIDIANO DO TRIPLO AQUECEDOR

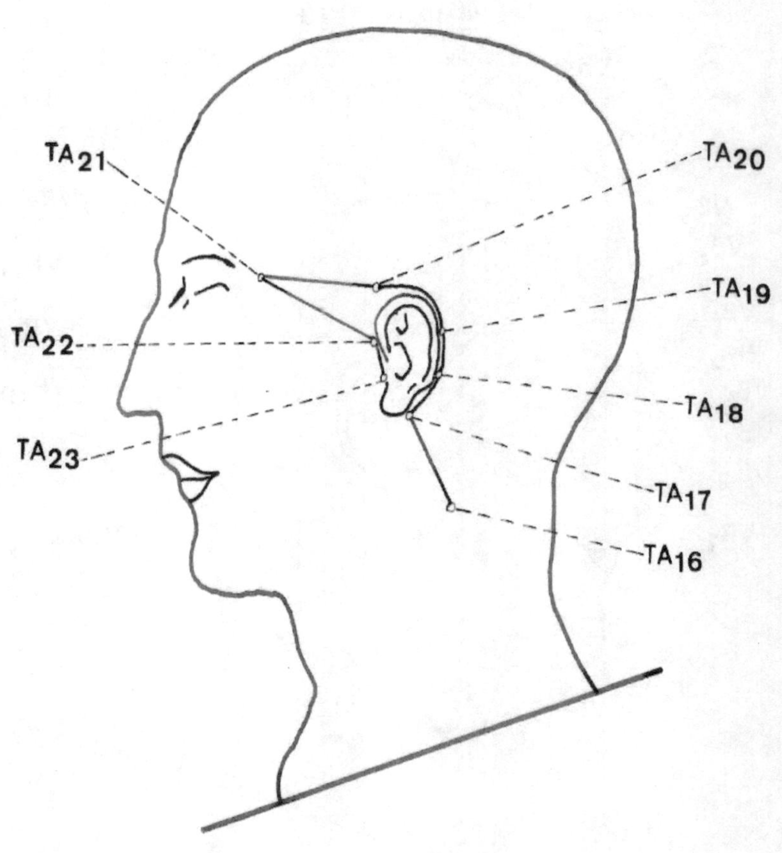

MERIDIANO DA VESÍCULA BILIAR

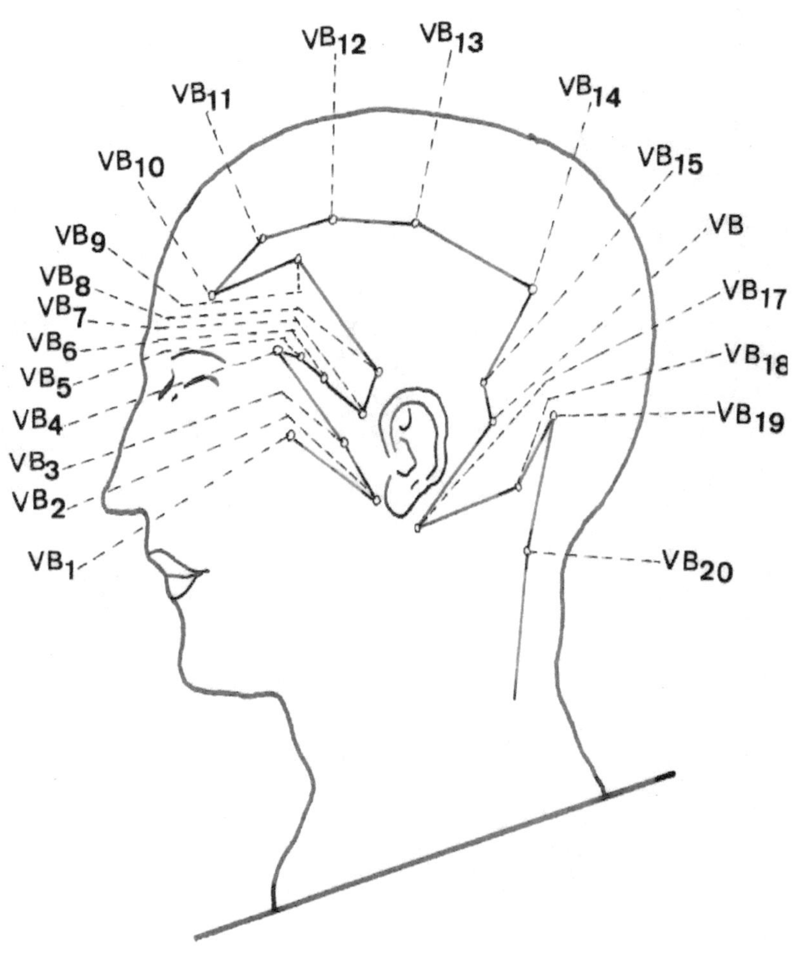

MERIDIANO DA VESÍCULA BILIAR

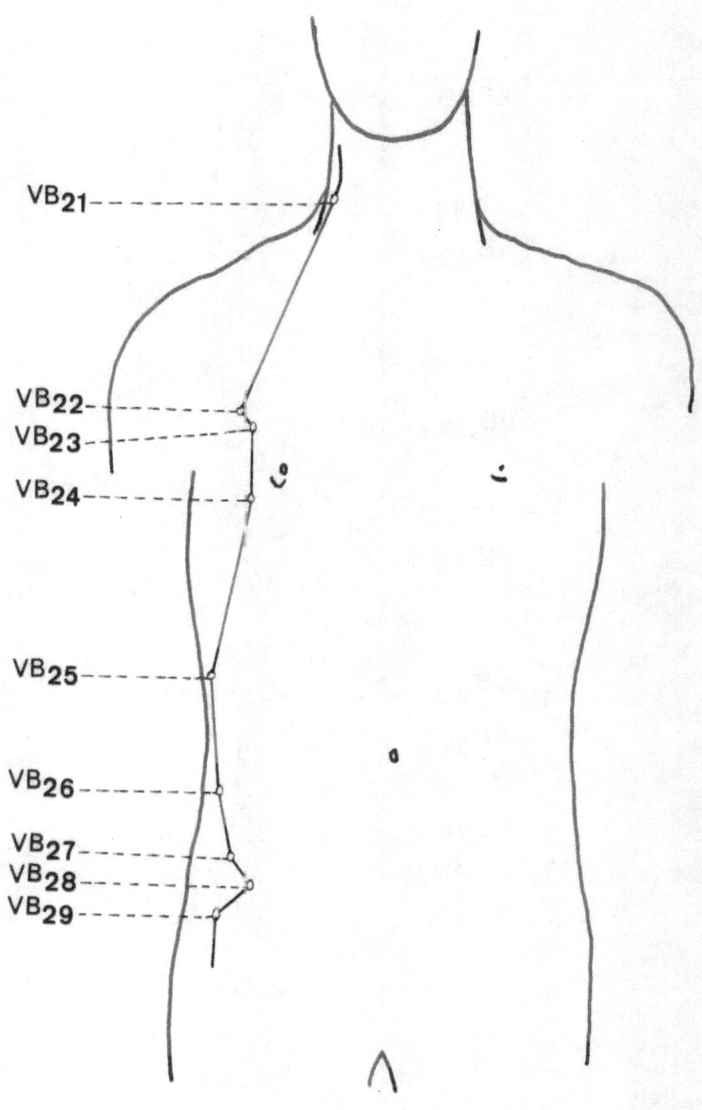

MERIDIANO DA VESÍCULA BILIAR

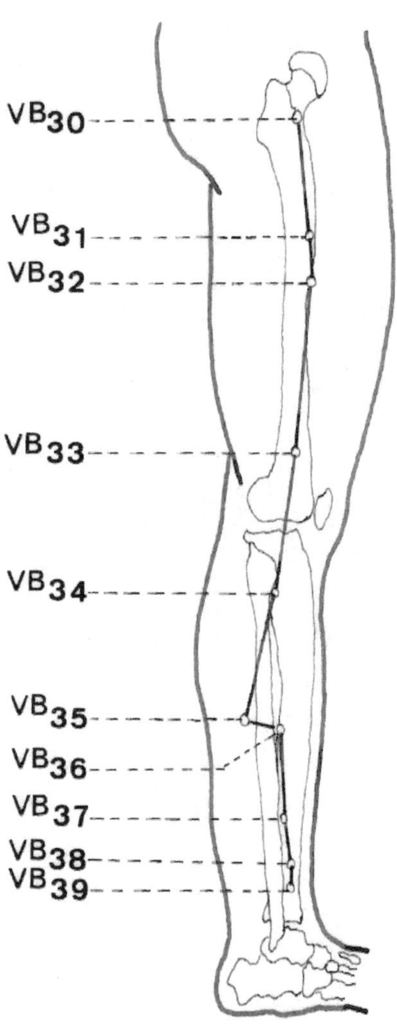

MERIDIANO DA VESÍCULA BILIAR

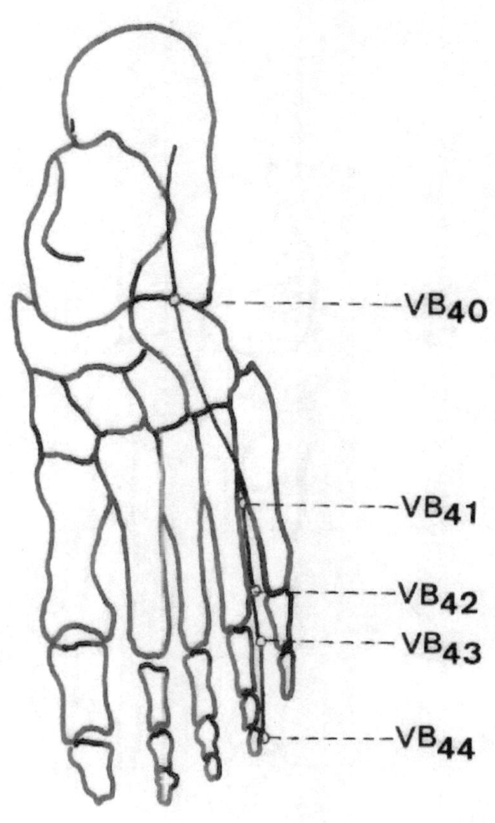

MERIDIANO DO FÍGADO

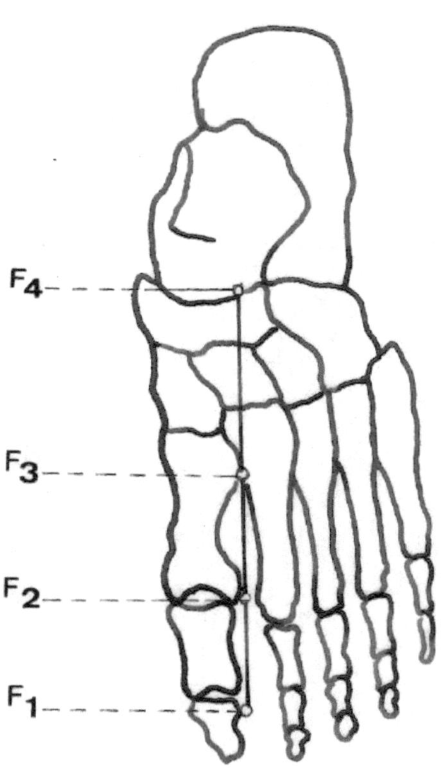

MERIDIANO DO FÍGADO

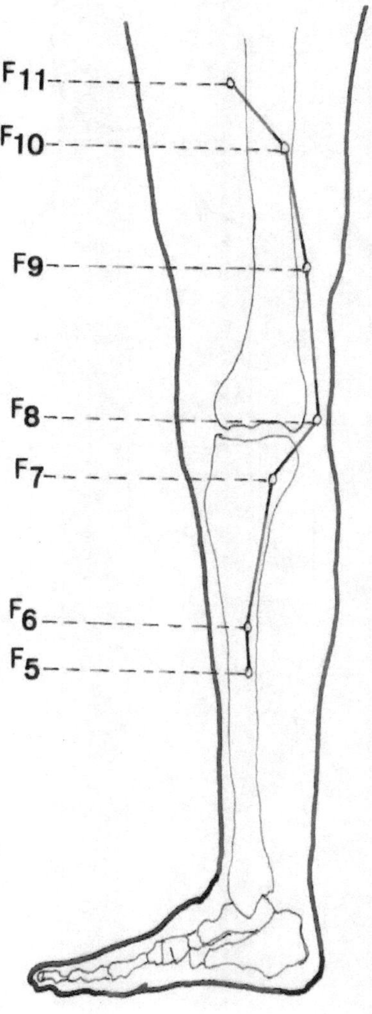

MERIDIANO DO FÍGADO

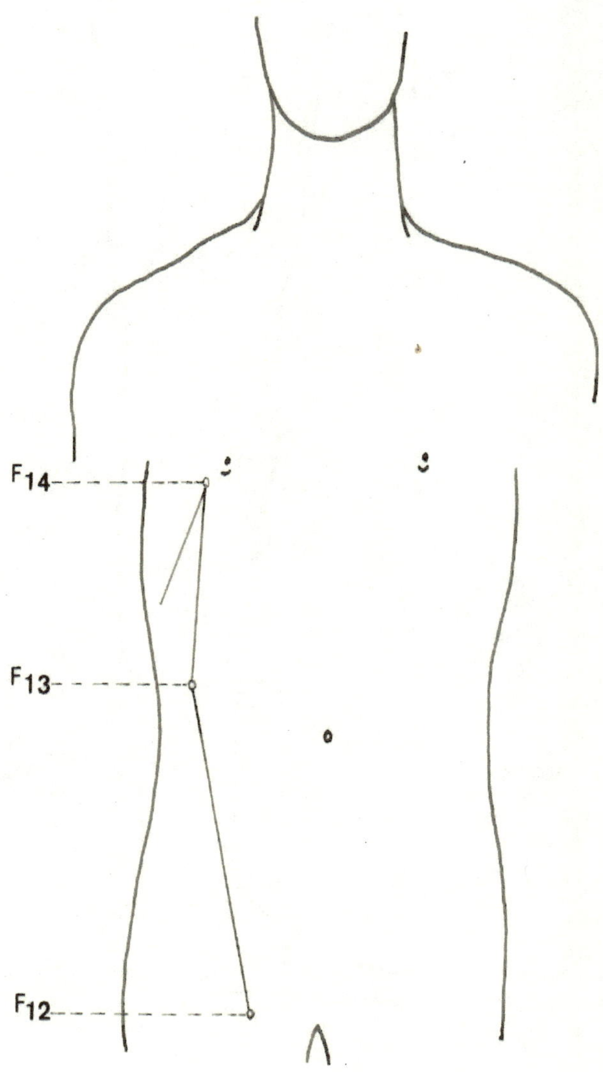

MERIDIANO DO VASO DA CONCEPÇÃO

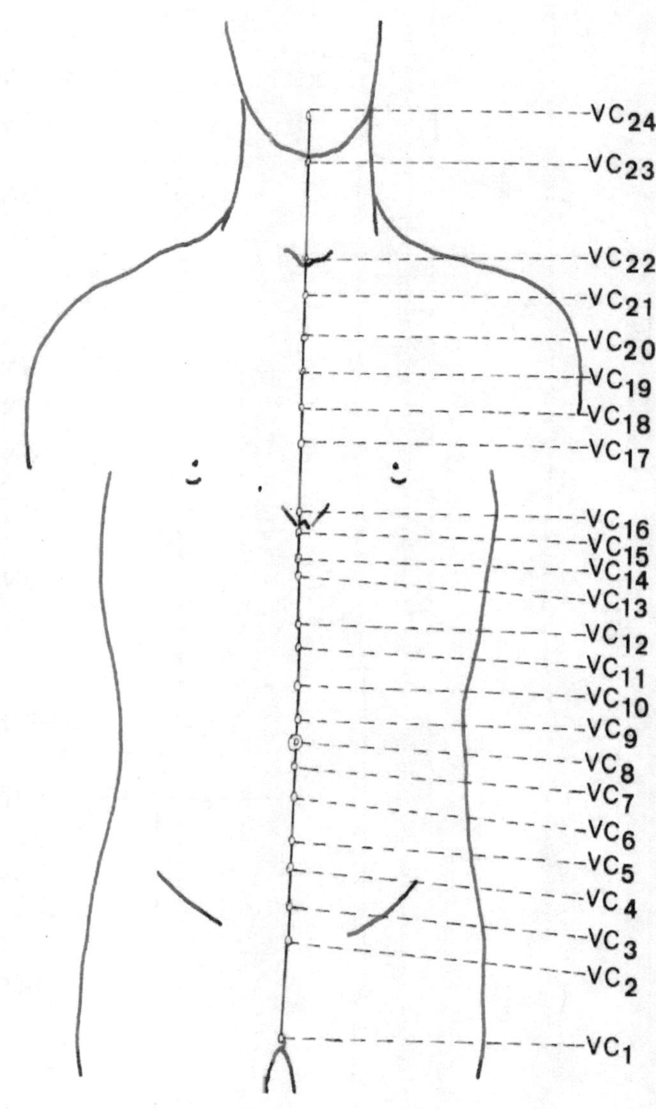

MERIDIANO DO SISTEMA NERVOSO

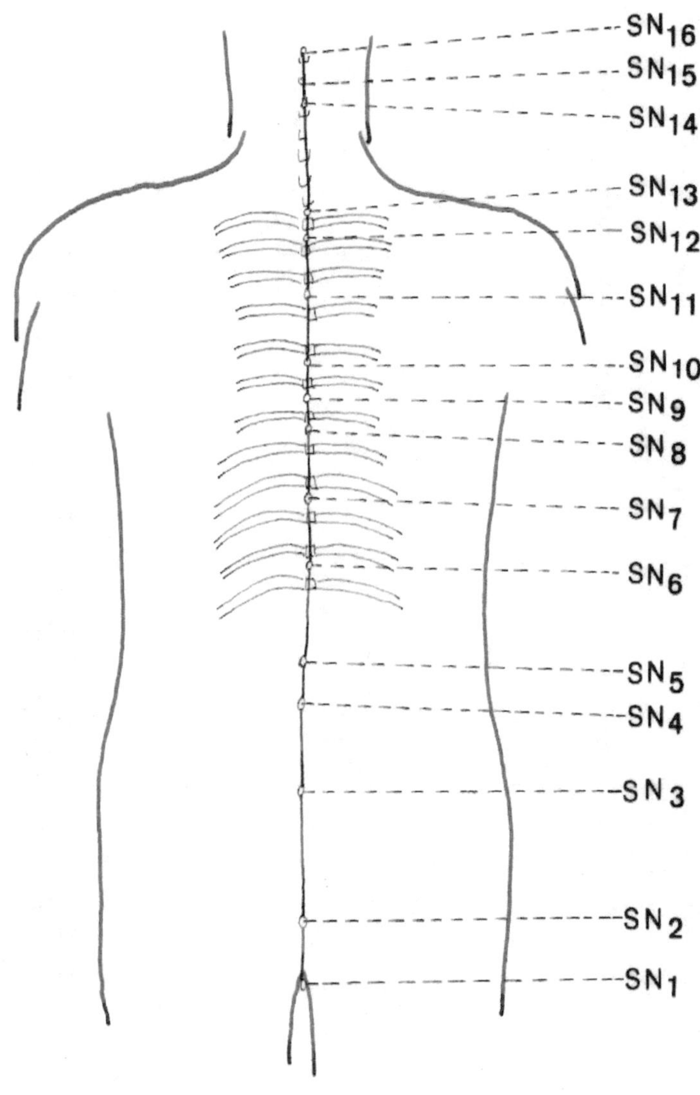

MERIDIANO DO SISTEMA NERVOSO

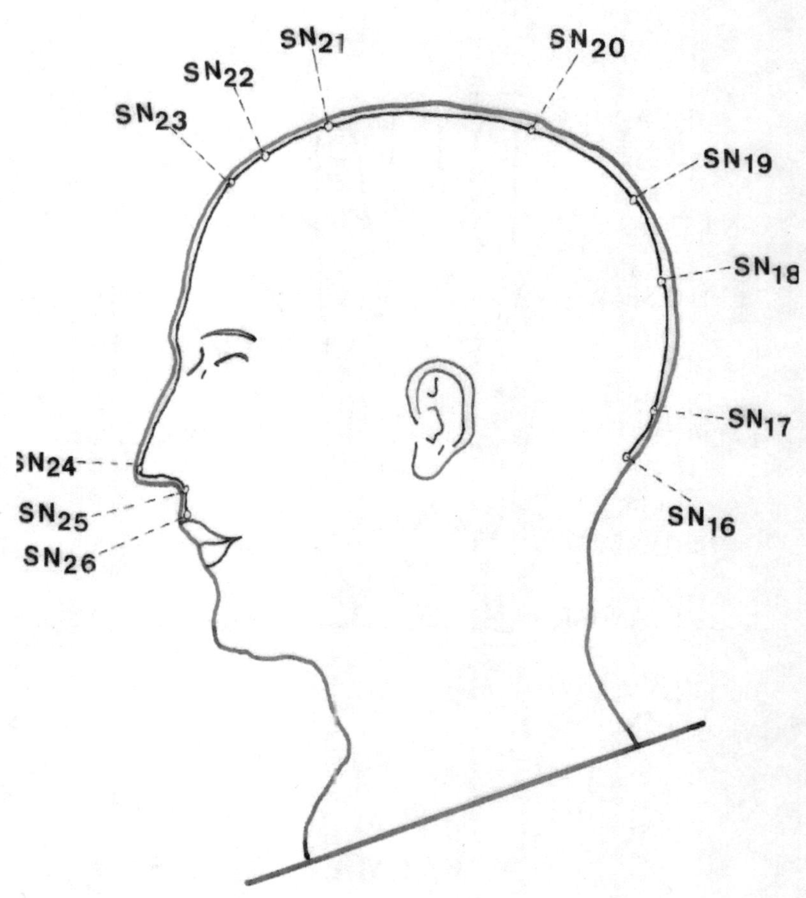

PONTOS EXTRAS

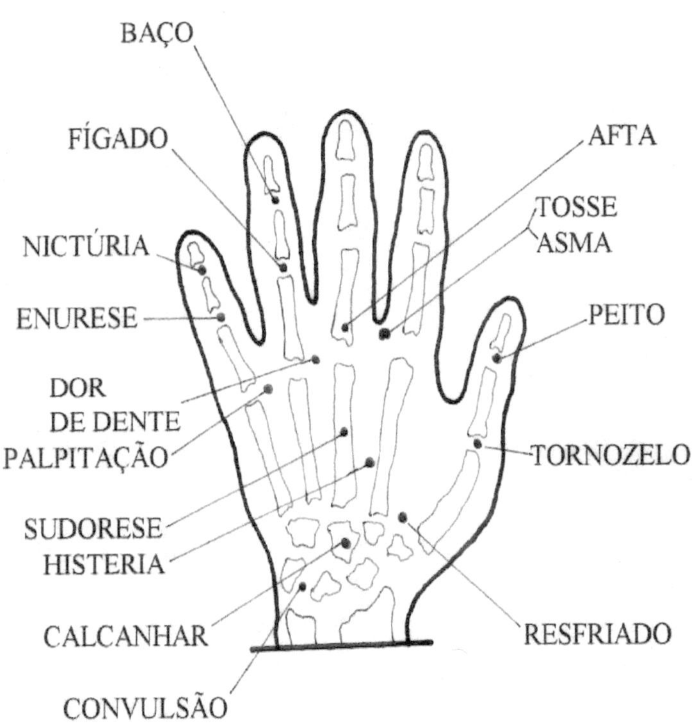

PALMA

PONTOS EXTRAS

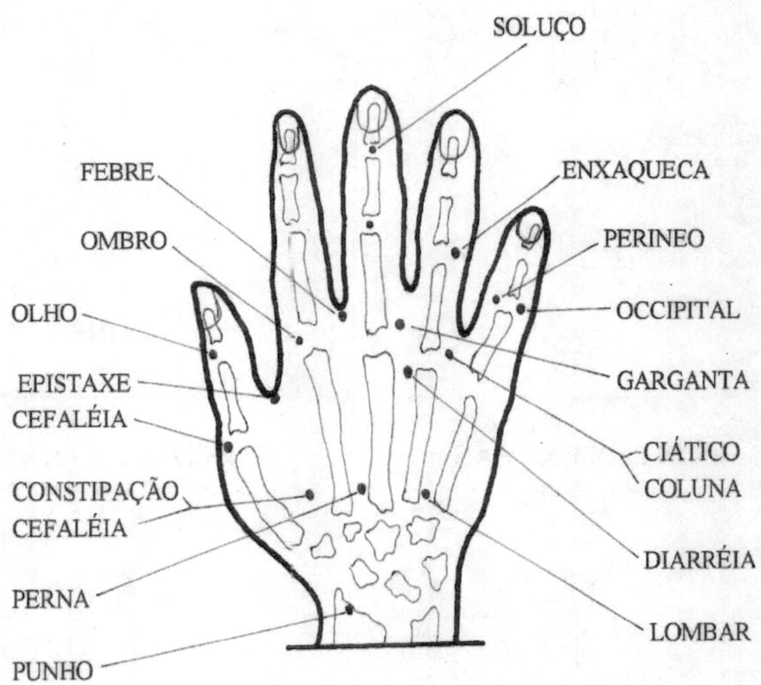

DORSO

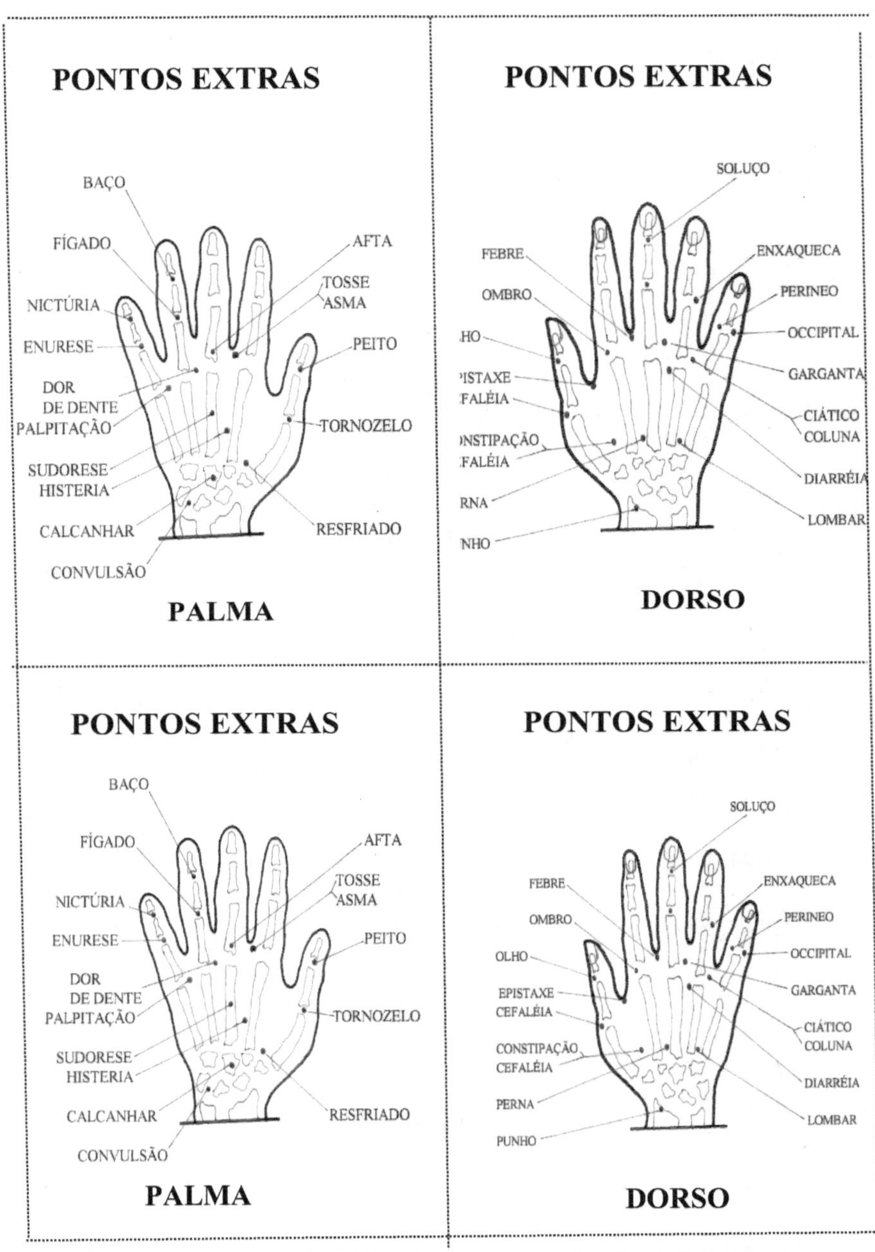

Sugestão: Recorte, plastifique use na bolsa/o. Dê 3 presentes

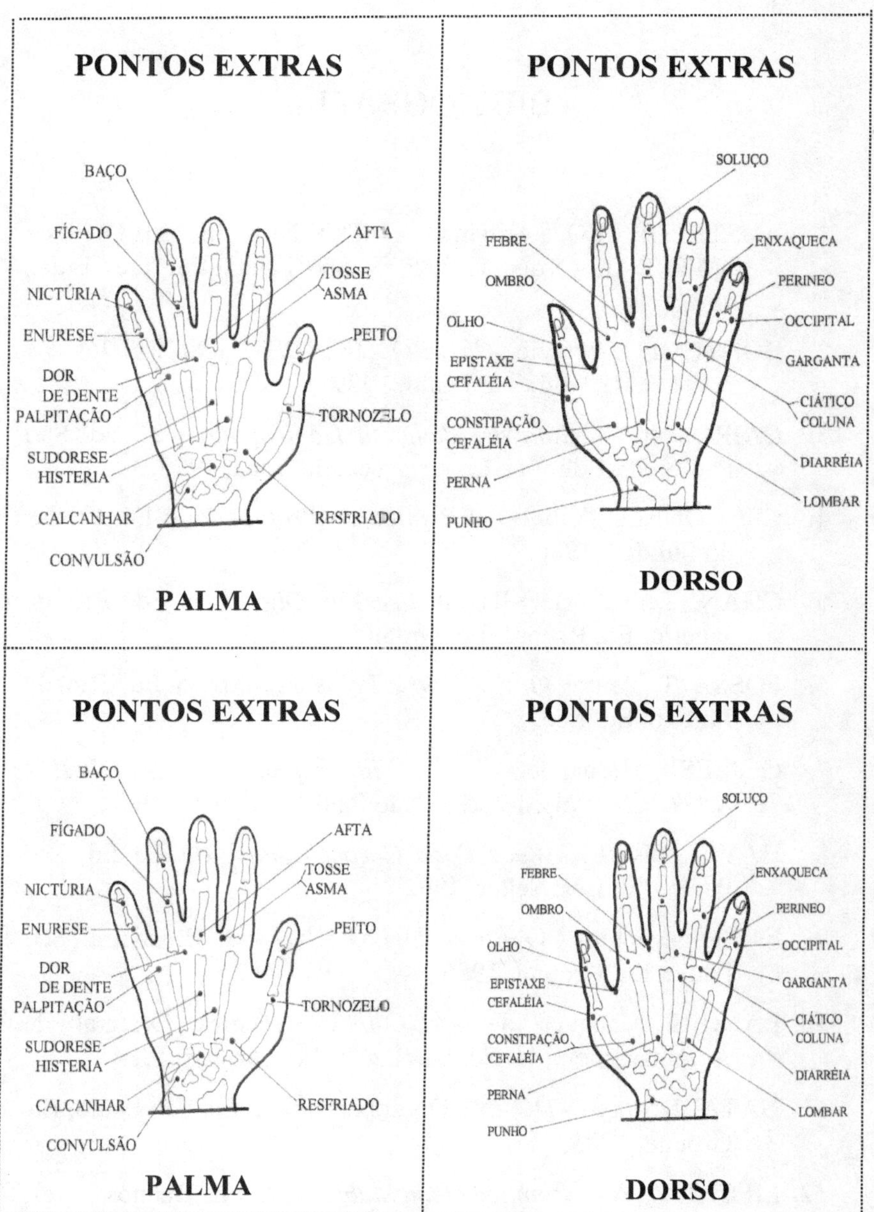
PONTOS EXTRAS
BAÇO
FÍGADO
NICTÚRIA
ENURESE
DOR
DE DENTE
PALPITAÇÃO
SUDORESE
HISTERIA
CALCANHAR
CONVULSÃO
AFTA
TOSSE
ASMA
PEITO
TORNOZELO
RESFRIADO
PALMA

PONTOS EXTRAS
SOLUÇO
FEBRE
OMBRO
OLHO
EPISTAXE
CEFALÉIA
CONSTIPAÇÃO
CEFALÉIA
PERNA
PUNHO
ENXAQUECA
PERINEO
OCCIPITAL
GARGANTA
CIÁTICO
COLUNA
DIARRÉIA
LOMBAR
DORSO

PONTOS EXTRAS
BAÇO
FÍGADO
NICTÚRIA
ENURESE
DOR
DE DENTE
PALPITAÇÃO
SUDORESE
HISTERIA
CALCANHAR
CONVULSÃO
AFTA
TOSSE
ASMA
PEITO
TORNOZELO
RESFRIADO
PALMA

PONTOS EXTRAS
SOLUÇO
FEBRE
OMBRO
OLHO
EPISTAXE
CEFALÉIA
CONSTIPAÇÃO
CEFALÉIA
PERNA
PUNHO
ENXAQUECA
PERINEO
OCCIPITAL
GARGANTA
CIÁTICO
COLUNA
DIARRÉIA
LOMBAR
DORSO

BIBLIOGRAFIA

1. AUSTREGÉSILO, Armando. - DO-IN - in: MEDICINA NATURAL - vols. 1, 2, 5, 6. São Paulo, Ed. Três Ltda., 1983.

2. BONTEMPO, Márcio - *LIVRO DE BOLSO DA MEDICINA NATURAL*. 1 Ed. São Paulo, 1979.

3. CAIRO, Nilo - *Guia de Medicina Homeopática*. 21 Ed. São Paulo, SP. Editora e Livraria Teixeira Ltda, 1979.

4. CECCONELO, Vilmo - *A Prática da Probiótica*. 4 Ed. Caxias do Sul, RS. 1986.

5. CHAN, Pedro - DO-IN *-A Pressão Digital,* 4 Ed. Rio de Janeiro, Ed. Record, Ed. Ground, 1975.

6. FOSSA T, André G. - *A Cura Pelas Plantas*. 5 Ed. Rio de Janeiro, Ed. Eco.

7. GOMES, Hernando C. - *Fitoterapia. in: MEDICINA NATURAL.* vols. 1,2, 5, 6. São Paulo, Ed. Três, 1983.

8. HAY, Louise L. - *Você Pode Curar a Sua Vida*. 23 Ed. São Paulo, Ed. Best Seller, 1992.

9. KUSHI, Michio - O *Livro do DO-IN*. 1 Ed. Brasileira. São Paulo, Ed. Ground, 1985.

10. LANGRE, Jacques de - *DO-IN* - Técnica Oriental de Automassagem. 19 Ed. São Paulo, Ed. Ground, 1984.

11. NATALI, Marco - *DO-IN* - Digitopressura. 2 Ed. São Paulo, Ed. Ground, 1985,

12. LIFCHITZ, A – *Plantas Medicinales* – 10 Ed. Buenos Aires, Ed. Kier, 1998.

13. Morgan, René - *Enciclopédia das Ervas e Plantas Medicinais* Vols. I, II e II. São Paulo, Hemus Editora, 1982.

14. VERNIERI, Alfredo Di - *Terapêutica e Clínica Homeopática*. 8 Ed. São Paulo, Ed. Cupulo Ltda, 1975.

15. YUM, Jong Suk - *Doenças, Causas e Tratamento*. 3 Ed. 1982.

www.ingramcontent.com/pod-product-compliance
Lightning Source LLC
LaVergne TN
LVHW091505170726
843492LV00001B/349